自己肯定感、持っていますか？

あなたの世界をガラリと変える、
たったひとつの方法

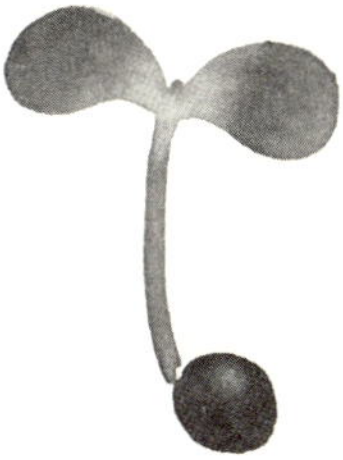

精神科医
水島広子
Mizushima Hiroko

大和出版

はじめに

人生に素晴らしいパラダイム・シフトを起こそう

つい「自分なんて」と思ってしまう人。
どうして「○○さん」のようになれないのだろう、と落ち込んでしまう人。
自分は誰からも好かれないだろうなと思ってしまう人。
一生懸命やっても、いつも何か足りないと感じてしまう人。
自分をいたわれない人。
誰も自分を大切にしてくれない、と不満を抱えている人。
他人に「ノー」が言えない人。
いつも自分だけが場になじんでいないという気がする人。
……これらの人たちは、ある共通した問題を抱えています。

それは「自己肯定感」です。

本文で詳しく説明していきますが、ここでは簡単に、「自己肯定感」＝「自分を大切にする気持ち」ととらえておいてください。

自己肯定感は、実にさまざまな行動に影響を与えています。

たとえば、自己肯定感が低い人の中には、「いつも他人を優先させてしまう」というタイプが少なくありません。

自分と他人の意見が違うときに、「私はいいです」と、つい譲ってしまう。

他人に頼まれた仕事を断れず、自分はすっかりボロボロになってしまう。

自分の好みを主張できず、他人の好みにいつも従ってしまう。

こうした行動の根っこには、自己肯定感の低さがあります。

他人の価値よりも自分の価値のほうが低いと思ってしまうので、自分の意見や都合、体調や好みなどを自己主張することができないのです。

だからといって、

「もっと自己主張をして、自己肯定感を高めよう！」

「もっとノーが言える人間になろう！」

と頑張ればうまくいくかというと、必ずしもそんなことはありません。

自分の意見を言うだけでは、自己肯定感は高まりません。

むしろ、「こんなことを言ってしまってどう思われただろうか」「わがままだと思われたのではないか」と、ますます自信がなくなってしまう人もいるでしょう。


私は対人関係療法という精神療法の専門医です。

対人関係療法では、自分の本音を伝えて、相手とわかり合い、「つながり」を感じたり、「人間関係はコントロールできる」という感覚を得たりすることによって、自己肯定感を高め、精神疾患を癒していきます。

なぜ、自己肯定感を高めると、精神疾患が癒されるのでしょうか。

自己肯定感が上がると、自分を責めなくなります。

失敗しても、「まあこんなこともある」と思えるようになります。

不安が消え、生きるのが楽になります。

達成感を味わえるようになります。

自分を大切にすることができるようになり、他人に振り回されなくなります。

大切な相手に、自分の気持ちを伝え、温かいつながりを感じられるようになり、人間関係の質が高まります。

自信が出てきますし、人生を思い通りにコントロールできるようになります。

だからこそ、うつ病など心の病もよくなるのです。


とはいえ、「自分の本音を伝えて、相手とわかり合い、『つながり』を感じる」などということは簡単にはできません。自分の本音を言ってみたら、相手からとんでもない攻撃を受けた、などということもあるでしょう。

そもそも、自己肯定感が低い人にとって、「相手に自分の気持ちを言ってみる」というのは、治療者の力でも借りなければ難しい場合が多いですよね。

本音を伝えるべき「相手」がいない、と思う人もいるでしょう。

そこで本書でお伝えしたいのが、「他人をリスペクトしてみる」という手法です。

リスペクトとは、「尊敬」と訳されがちです。

だったら、尊敬という言葉を使って、わざわざリスペクトなどというカタカナを使わなくてもよいのですが、「尊敬＝誰かと比べて秀でている人を敬う気持ち」と、本書で言いたい「リスペクト」とは、ちょっと意味合いが違います。

本書でいう「リスペクト」とは、「ありのままの相手に敬意を持つ、尊重する」という感じでしょうか。

自己肯定感を高めよう、と思うと、どうしても「自分の好きなところを見つけよう」「もっと自分の感覚に正直になろう」など、「自分」を中心としたアプローチになりがちです。

しかし、そうしたアプローチがうまくいくことはあまりないでしょう。

自分の中の、ある部分だけを取り出して「好き」と考えても、自分という存在への敬意や尊重にはつながらないからです。


ですから、本書では、あえて、「他人をリスペクトすること」を、自己肯定感を高めるカギにしていきます。


「他人を尊重する」ということは、今までのような「他人を優先して、いつも自分を後回しにしてしまう」ことと変わらないのでは、と思われるかもしれませんが、そんなことはありませんので、ご心配なく。

どうして？　と思われる方は、ぜひ本書を読み進めてみてください。

素晴らしいパラダイム・シフトを体験できるはずです。

世界観がガラリと変わるでしょう。

では、早速詳しく見ていきましょう。

自己肯定感、持っていますか？　目次

レッスン2

「他人をリスペクトする」って、どういうこと？

レッスン3
どうしたら「他人をリスペクト」できるのだろう

レッスン4

「自分をリスペクトする」ということ

レッスン5

自己肯定感が高まる「本当のつながり」の作り方

本文デザイン　重原　隆

レッスン1

自己肯定感って なんだろう？

なぜ、自分で自分をいじめてしまうのか？

まずは、「自己肯定感」とはどういうものか、改めて見ていきましょう。

例「自己肯定感」を持てと言われても、他人に誇れるような才能や能力などない。

「自己肯定感」とは、「優れた自分」を誇りに思うことではありません。「ありのままの自分」をこれでよいと思える気持ちです。

これは、それほど具体的に感じられるわけではありません。

心地よく温かい空気のように、自分をぽかぽかと満たしてくれる感覚です。

普段はその存在を意識しないことが多いでしょう。

まるで、空気のようなものだからです。空気は、あまりにも当たり前のものなので、その恩恵を感じずに生きている人が多いと思います。でも、空気が足りなくなると、にわかにその存在が致命的に重要だということに気づくものです。

自己肯定感もそんな感じです。

自己肯定感は、人がネガティブな思考にとらわれずにのびのびと温かい人生を歩むための「空気」のようなもの。

自己肯定感が高いと、自分のダメなところ探しをすることもなく、自分らしい人生を生きていくことができます。自分や身の回りの人や物事、景色を、明るい目で見ていくことができるのです。

もちろん、問題がなくなるわけではありません。でも、自己肯定感が高ければ、問題が起こったときに「もうダメだ」と絶望的になるよりも、「まあ、なんとかやってみよう」「なんとかなるだろう」という感覚を持ちやすくなります。問題解決がうまくできなくても、そんな自分を責めることなく、「今回は仕方ない。次はうまくやろう」という前向きなとらえ方をすることができるのです。

つまり、多くの人が得たいと思っている「幸せな人生」こそが、そこにあります。

一方、自己肯定感が低いと、「こんな自分はダメだ」と自己否定的になったり、「こんな自分が、どうやって生きていけるのだろうか」と不安になったり、「何をやってもどうせ意味がない」と無力感を覚えたりします。

あるいは、自分を大切にすることができないため、心身を傷つけるようなことをしたり、絶望感の中、問題行動を起こしたりする場合もあります。

自己肯定感が低い人は、「自己肯定感が低い」ということについても、自分をネガティブな目で見ています。「私は、自己肯定感が低いから、ダメだ」「どうしてこんなに自己肯定感が低いのだろう」という具合に、です。もちろん結果として自己肯定感はさらに下がってしまうでしょう。

自己肯定感が低いということは、自分で自分をいじめているようなもの。

つねに自分を「これではダメだ」「どうせできない」という目で見ていくことは、

自分を傷つけ続けるようなものなのです。結果として心の病になっても不思議はありません。

実際、心を病んで治療に入る人たちは、往々にして自己肯定感がとても低いものです。

ですから、治療という、「自分を肯定する作業」が必要となるのです。

治療が必要な病になっているわけではなくても、自己肯定感の低さが様々な「生きづらさ」につながっていることはとても多いものです。そして、生きづらいと感じるほど、さらに自己肯定感が下がっていく、という悪循環に陥ります。

本書の目的は、これをプラスの循環に好転させることですが、まずは、自己肯定感が低いと、どんな問題が引き起こされるのか、具体的に見ていきましょう。

ポイント　自己肯定感が高まると、「生きづらさ」を手放せる

【自己肯定感が低い例1】

「私なんて」と思ってしまう

例「私になんてどうせできない」と思って、新しいことを始められない。


まず、自己肯定感が低いと、「私なんて」という感じ方になります。

自分が他人よりも価値の低い人間だと感じたり、自分だけがどこかおかしいと思ったりするのです。また、自己肯定感がかなり低い人になると、自分など生まれてこなければよかったのではないか、と感じることもあるほどです。

自己肯定感が低いと、もちろん「自信がない」ということになりますし、「どうせ」と投げやりになったりしてしまいます。

「どうせこんな自分にできるわけがない」「どうせこんな自分が求められるわけは

ない」と思ってしまうのです。

また、自分は他人よりも価値が低いと思うと、「ありのまま」の自分をむき出しにすることなど、できるわけがありません。

そんな姿を見せたら、嫌われてしまったり、評価が下がったりするからです。

こんなふうに他人の目を気にして、自分を偽ってしまうのも、自己肯定感が低い人の特徴になります。

例 私の部下は、注意をしてもつねに自己正当化して、決して非を認めない。上司としてやりにくいけれども、私も彼女くらいに自己肯定感が高ければ、と羨ましくもある。

この「部下」は、一見すると「私なんて」の全く逆と言えます。「私こそが正しい」という態度で生きているからです。しかし、この部下の自己肯定感が高いのかというと、かなり疑問です。

実際、ことさら強く振る舞う人の中には、実は自己肯定感が低いという人が少なくありません。

そういう人は、「弱く見せると侮られる」と思っているため、上司に注意をされて、たとえ心の深い部分では「しまった」と思っても、それを打ち消すくらいに強く自己正当化してしまうのでしょう。

本当は、「ありのまま」の自分を見せても、侮られるどころか温かく深いつながりが得られることが多いのですが、そんな世界は想像もつかないのです。

ポイント　気が強いからといって、自己肯定感が高いわけではない

【自己肯定感が低い例２】

頑張りすぎてしまう

自分を肯定できないと、「自分がどうしたいか」を基準に行動することができず、「他人はどうしてほしいか」「人間としてどうすべきか」ということを基準に行動するようになります。そして、結果として相手に振り回されたり、非現実的なことを自分に課して燃え尽きてしまったりするのです。

自分を大切にすることができないため、自分をボロボロにしてでも他人や仕事のために尽くしてしまうこともあるでしょう。

例 プロジェクトリーダーになったのだが、リーダーだからメンバーの声を大切にしなければと思って対応していたら、結局自分がほとんどの仕事をやらなければならなくなり、残業と休日出勤続きで心身がきつい。

もちろんリーダーとしてメンバーの希望を聴くのは大切なことですが、それは決して「なんでも言う通りにする」という意味ではありません。それぞれの希望を聴き、適材適所に仕事を割り振ったり、少しずつ無理を負担してもらったりするのも、リーダーの重要な仕事です。

しかし、この例の場合、「リーダーなのだからメンバーの声を大切にすべき」という「べき」に縛られてしまい、また、自己肯定感の低さから相手に押し切られてしまい、結局はメンバーの力を何も活用できていない、ということになってしまっています。

リーダーのあり方としても問題ですが、それ以上に問題なのは、今にもうつ病を患いそうな自身の過労状態です。

こんなときに大切なのは、「持続可能」という考え方。このままのやり方で自分はもつのだろうか、ということを考えてみるのです。「もたせなければいけない」のではなく「現実的に可能か」という視点が必要です。

本人も過労は自覚しているのですから、改めて、「これは持続可能な仕事のスタイルなのだろうか」と見直すことができるはずです。

しかし、自己肯定感が低い人は、「無理しすぎないで、自分が持続可能な状態でいる」という、自分中心の考え方がなかなかできません。

ですから、「過労→働き方を見直す」という発想が浮かびにくいのです。そして実際にそこから心身を病んでいく人は少なくありません。

また、自己肯定感の低い人は、過労状態を指摘されたときにも、「でも誰でもつらいことには耐えているのだから」などと言って状況を改善しようとしないこともあります。

つねに「自分の頑張りが足りない」「自分の我慢が足りない」といった目で自分を見てしまっているので、自分が、改善しないといけないような、きつい状況にいることを自覚できないのです。

ポイント　無理をしていても、やめられない

【自己肯定感が低い例3】

他人に振り回されてしまう

自己肯定感が低いと、対人関係にも支障をきたします。

例 隣席の同僚がやたらと話しかけてくるので仕事が中断されて困っている。話しかけられると、「今度はどのくらい続くのだろう」とうんざりする。

これをさらりと読めば、「そんな同僚が隣だったら、嫌だろうな」という話です。

しかし、この例に含まれているもっと大きな問題は、「話しかけてくる＝聴かなければならない」「話をどこでやめるかは相手が決める」という、「相手中心主義」とも言えるもの。

自己肯定感が低い人は、自分を中心に考えることができないので、相手の不規則な行動にそのまま振り回されてしまうことが少なくありません。

「私は集中力が低いから、話してしまうと、なかなか仕事に戻れない」「ちょっと仕事が間に合いそうにないから、ここまでにするね」などと言って自分を守ることができないのです。

例 私の気持ちをわかってくれない彼氏に、いつも腹が立つ。

自己肯定感が低いと、「自分はこうしたい」となかなか言えません。にもかかわらず、人が自分の気持ちを読んでくれないとストレスに感じたりします。

自己肯定感の低い人は、他人にあまり期待をしないのでは、と思うかもしれませんが、このあたりはそうしたイメージとは全く逆で、自分を肯定していない人ほど、人に気持ちを読んでほしがることが多いのです。

「自分の気持ちなんてとても伝えられない」という無力感が、「相手に気持ちを読んでほしい」という依存的な期待につながってしまうのだと言えます。

例 朝、上司の機嫌がすごく悪かった。「私が昨日出した報告書がダメだったのかしら?」と不安でたまらない。

自己肯定感が低いと、自分とは全く関係のない他人の言動を、「自分のせい?」と感じやすくなります。

ただ機嫌が悪いだけの人を見て、「自分が怒らせた?」と感じたり、疲れている人を見て、「自分が疲れさせた?」と思ったりしてしまうのです。

「つねに反省して、何が悪いの?」と思われるかもしれません。実際、「人の機嫌が悪いときは、自分が何かしたのではないかと考えるように」と育てられた人もいるでしょう。

しかし、人が不機嫌になる理由は様々です。

単に体調が悪いのかもしれません。私生活で何か問題があるのかもしれません。

それらすべての可能性を「自分のせい？」と引き受けていたら、不要なストレスまで抱え込むことになります。

そもそも、社会人として求められることは、機嫌が悪くなったら、そのまま当たり散らすのではなく、改善できることは改善する、という姿勢でしょう。報告書に問題があるのであれば、それは上司がきちんと伝えるべき問題で、そうできていない上司は「社会人として機能していない」という見方もできるのです。

また、上司の立場に立って考えれば、少しでも機嫌悪そうにすると「自分のせい？」とびくびくする人の存在は、かなりの重荷でしょう。

上司だって人間ですから、機嫌が悪かったり疲れていたりすることもあるのです。つねに上機嫌でいることは難しいでしょう。

自己肯定感の低さは、そんな「相手の事情」すら考えてあげることができない、余裕のなさを作ってしまうと言えます。

ポイント　自分を大事にしないと、相手の事情に気づけない

【自己肯定感が低い例4】

親しくなれない

例「自己肯定感が高すぎたら、周りから嫌われるのでは?」と思ってしまう。

「謙遜」という言葉がありますが、「自分なんて……」という感覚があれば、相手を相対的に高い位置に持ち上げることができるため、自己肯定感は低いほうがよいと思い込んでいる人も多いかも知れません。

つまり、「自分なんて……」と立場を低めることによって、結果として相手を大切にできる、という考え方です。

しかし、たとえば次の例を見てみてください。

例 ほめられるのが苦手。「その服いいね」と言われると、「そんなことないよ」と否定してしまう。

自己肯定感が低い人は、「自分なんて、ほめられるに値しない」という感覚を持っていることがあり、人から軽くほめられたときでも「ありがとう」と返すことに抵抗を感じてしまいがちです。「ありがとう」と言うと、自分でも服のよさを認めているような気になってしまうからです。

あるいは、相手がこんな自分のことを本気でほめているわけがないから、調子に乗って「ありがとう」と言うのは恥ずかしい、という場合もあります。

そして「そんなことないよ」と否定して、相手のささやかな優しさを台無しにしてしまうのです。

もちろん、自己肯定感の低い人のすべてが、ほめられ下手なわけではありません。自己肯定感の低さと向き合っていない人は、逆に、おべんちゃらを言ってくれない人に腹を立てて根に持ったりすることもあります。自己肯定感の低さからくる「満たされない感じ」を、おべんちゃらを言ってもらうことで、なんとかカバーして生きているからです。

例 相談事のメールをもらったので、長い時間を費やし親身になって返事を書いてあげたのに、その後何も言ってこない。

これも、自己肯定感の低さを読み解く、わかりやすい例です。

何かをしてもらったらお礼を言うのが当たり前、という感覚からすると、理解に苦しむ現象だとも言えます。「礼儀知らず」「利用された」というふうに受け取られても仕方がないでしょう。

しかし、お礼のメールをしない当人に聞いてみると、別の側面が見えてきます。

それは、「自分なんかからお礼を言われても嬉しくないだろう」「返事を書くのに時間を使ってもらったのに、お礼のメールを読むのにさらに時間をとらせるのが申し訳ない」などという考えです。

これは、自己肯定感の低さからくる、ひとつの「症状」とも言えるものです。

「お礼を言えば、相手は喜ぶだろう」という感覚は、自己肯定感が一定程度ある人にしか持てないものだと言えます。


自分という存在に価値がないと思っている人にとっては、そんな自分のお礼に価値があるとも思えないし、そのことでさらに人を煩わせるのは抵抗があるのです。


しかし、親身になって返事を書いた人の立場に立って見てみれば、「なんの返事もないなんて、失礼な人だな」と感じるのも当然でしょう。

それなりの時間と労力を費やし、思いやりを持って行ったことが、尊重されるどころか、完全に無視されているような形になっているからです。

「対人関係が苦手」と言う人には、自己肯定感が低いケースが少なくないのですが、もちろんその理由のひとつは、自信がないために自己主張が苦手、というものです。

しかし、それだけでなく、この例に見られるように、「こんな私なんかが何を言ったって、何をしたって、相手は嬉しくないだろう」という思い込みが問題である場合も少なくありません。

つまり、自分が人間として、相手を喜ばせる、安心させるなど、「ポジティブな影響を与えられる」ということに気づいていないのです。

対人関係は、双方向のやりとりがあってはじめて人間らしく生きてくるもの。どれほどの人気者でも、忙しい人であっても、人からお礼を言われれば嬉しいのです。

もしもお礼を言われたときに冷たくはねつけるような相手なのであれば、それはこちら側の自己肯定感の話ではなく、相手側の人間性の問題です。

例 好きになる人がいつもＤＶ男で悩んでいる。

自己肯定感が低いと、異性から告白されたときに、「こんな私を好きになってくれるの!?」「こんな私でいいの!?」という思いから、相手をよく見ずに深い関係になってしまうこともあります。

しかし、強引に口説いてくる男性や、「君しか見えない」みたいな雰囲気になる男性の中には、DV気質を持つ人も少なくなく、気づけば相手に支配されている、ということにもなりかねません。

結局は自分がのびのびとできない関係に陥ってしまう、というパターンのある人は、自己肯定感の問題を振り返ってみたほうがよいでしょう。

ポイント　どんな人も他人にポジティブな影響を与えられる

【自己肯定感が低い例5】

嫌われてしまう

例「あなたは恵まれているからいいよね」「私はどうせ」といじけたことばかり言う友人が面倒くさい。

この「友人」のように、自虐的なことばかり言う人も、自己肯定感の低い人の中には見られます。自虐だけでなく、「きっとうまくいかない」などと、ネガティブなコメントばかりする人もいます。

32ページで、「自分が他人にポジティブな影響を与えられることに気づいていない」というケースについてお話ししましたが、この例は、「自分が相手にネガティブな影響を与えられることに気づいていない」と言えるでしょう。

「自分ごときが」という気持ちが強すぎて、自分と相手がお互いに影響を与え合う存在であることがわかっていないのです。

自分は相手の言葉に傷つくけれども、相手は自分が何を言っても大丈夫だろう、というような非対等な感覚もあります。

それほどに、自分は無力な存在だと思っているのです。

結果として、「あなたは恵まれているからいいよね」「私はどうせ」に対して相手はいちいち「そんなことないよ」とケアしなければならず、この例のように、面倒くさい、ということにもなるでしょう。

自虐もそのひとつなのですが、自己肯定感が低い人は、物事を決めつけやすい傾向にあります。

なぜそうなのかは、本書を通して読めば理解していただけると思いますが、「決めつけ」が強ければ強いほど、自己肯定感は低くなってしまうのです。

例 人にすごく気を使って接しているのに、人間関係がうまくいかない。

前の例とは異なり、この例では、相手にネガティブな影響を与えないように、と必死で気を使っています。それなのに人間関係がうまくいかないのはなぜでしょうか。

気を使いすぎてうまくいかないという場合、よく見られるのが、気遣いが相手の求めるものとずれている、というケースです。

たとえば、相手は本当は放っておいてほしいのにいろいろと気を使われて面倒、などという状況があるでしょう。

これも、「決めつけ」の問題と言うことができます。「人はこうすれば喜ぶはず」という「決めつけ」に基づいて行動してしまうと、「実際に相手が何をしてほしいか」ということに気づけなくなってしまうのです。

例 急な雨で、友達にビニール傘を貸してあげたら、翌日、ビニール傘を返しに来て、ブランドものの傘までプレゼントしてくれた。なんだか負担……。

この例のように、何かをしてもらったことに対して、過剰に感謝したり謝罪したりする人がいます。やってあげたほうが、「それほどのことをしたつもりはないのに……」「当たり前のことだからやっただけなのに……」と戸惑ったり不快に感じてしまったりするほどに、です。

こうやって「過剰に感謝する」「過剰に謝る」人も、往々にして自己肯定感が低い人です。

「自分ごときにやってもらったなんて」
「自分は本来そんな扱いに値しないのに」
という気持ちが強いのです。

人間はお互い様。やってもらうときもあれば、やってあげるときもあります。誰かに何かをやってもらったら、温かい謝意を伝え、ねぎらい、自分はまた別の機会に、あるいは別の人に、何かをしてあげればよいのです。

しかし、過剰な感謝や過剰な謝罪は、むしろ「自己肯定感の低い私」アピール。相手に対する感謝を離れてしまって、「自分がどれほど自己肯定感の低い人間か」ばかりを伝えてしまっていると言えます。

ポイント　自虐アピールが相手を疲れさせる

【自己肯定感が低い例6】

他人の言動に腹が立つ

他人を攻撃してしまう裏にも、実は自己肯定感の低さが関係しています。そもそも人はなぜ他人を攻撃するのでしょうか。

攻撃というのは、動物が脅威を感じたときの反応パターンのひとつです。

人間を含め、動物は脅威を感じると、「fight or flight（闘争か逃避か）」反応を起こします。逃げられる状況であれば逃げるし、逃げられないとなると闘うのです。

後者が、「攻撃」ということになります。

一般には逃げるほうが楽ですし合理的なので、たとえば、熊なども突然出くわさない限りは、熊のほうが人間からうまく逃げてくれるものです（だから、人間という脅威に余裕を持って気づいてもらうために、「熊よけの鈴」というものがあるのですね）。

しかし、人間の場合、社会的なメンツなどもありますから、いつもいつも逃げてばかりというわけにもいかない、と考える人も多いものです。

逃げられないなら、攻撃するしかない。

ですから、攻撃や反撃は、案外あちこちに見られます。

さて、ここで改めて認識しておきたいのは、「攻撃は脅威を感じたときの反応」ということです。

「やられた」「やられそうだ」と身の危険を感じてしまうから、人は攻撃をしかけるのです。

しかし、何を脅威と感じるかは、人によってかなり異なります。

とくに対人関係的な文脈では、何を脅威と感じるかは、その人の人生を反映するようなところもあります。

例 誰かと意見が対立しているとき、友人から「でも向こうの言い分もわかるよね」などと言われると、すごく腹が立ってしまう。

よく知られているのは、自分の言動を否定ばかりされながら育った人は、多様な意見を受け入れにくいということ。

人それぞれ、いろいろな意見があってよいのですが、否定ばかりされながら逆境の中で育った人は、自分と違う意見を持つ他人を見ると、「自分が否定された！」と感じやすいのです。

これは当然のことで、意見を否定されながら育ったということは、つねに「お前の言うことは間違っている」と言われながら育ったということ。

そこには、「正しい考え」という絶対的なものがあって、それ以外は間違っている、というメッセージがあります（本当は、いろいろな意見があってよく、それぞれが「正しい」と言えるのに、です）。

ですから、そうやって育てられた人が、自分と違う意見を言う他人を見たときに自分が否定されたように感じるのも当然です。

「それは間違っている！」と相手を攻撃しなければ、自分が間違っていることになってしまう、と思うのでしょう。

この例のように、対立する相手に友人が理解を示したりすると、「裏切られた！」という思いになってしまうのも、そのためです。

つまり、「単なる他人のひとつの意見」が、否定されて育った人にとっては、「脅威」になってしまうのです。

ただ、このような人の自己肯定感はかなり低いと言えます。

自分の意見について「まあ、これが自分の意見だから、なんとでも言って」と思えたり、狭量な相手に対して「まあ、この人は実際に苦労している人のことを知らないから、こんなことを言うのも仕方がないな」と思えたりする人はかなり自己肯定感が高いと言えるのですが、自分の意見について他人がどう思うかをピリピリ気にするのは相当自己肯定感が低い証拠です。

自分の意見と異なる相手を攻撃ばかりしている人、というのは、言い換えれば、「つねに自分が正しくなければ気がすまない人」です。少しでも自分と違う意見を言われると屈辱を感じてしまうのでしょう。

でも実際には、それぞれの人には事情があり、それを反映した「正しさ」があるもの。

ある人から見ると正しくないように見えることでも、別の人の事情を考えれば、それが「正しい」ということになるのです。

例 もう5年も里帰りしていないという友達。思わず、「親不孝ね」と言ってしまった。

一般に「親は大切に」という考え方をする人は多いと思いますが、親からひどい虐待を受けて育った、という人にその考え方を押しつけるのは酷でしょう。

「つねに自分が正しくなければ気がすまない人」というのは、そのようなものの見方ができません。

少しでも自分と違う考えを認めてしまうと自分が否定されるような不安感にとりつかれているからです。

このような人は、一見強そうに見えて、案外心が折れやすいもの。自分の考える「正しさ」がなぜ実現しないのかとイライラを抱え込んだりしやすいですし、「許せない！」という怒りで自分をボロボロにしたりします。

そして、なんと言っても人間関係の質が悪くなります。

この例でも、いろいろな事情があって里帰りしていない人を「親不孝」と決めつけることによって、相手を傷つけたり怒らせたりしてしまう可能性は高いです。少なくとも、「なんでも話せる親しい相手」とは思われにくいでしょう。

人間関係の質と心の病にはかなり深い関連がありますので、「つねに自分が正しくなければ気がすまない人」は、健康上もかなりのリスクを抱えていると言えます。

ここまで見てきたように、自己肯定感とは、自分らしくのびのびと、そして他人ともよい関係を保ちながら生きていくための栄養のようなもので、自己肯定感が低いと様々な「生きづらさ」につながっていきます。

程度がひどければ、心を病むことにもなります。

自己肯定感が低いことをもともと自覚していた方、あるいはここまでを読んで「自分も当てはまる」と思った方は少なくないでしょう。


でも、「ではどうすれば自己肯定感を高められるの？」というところで行き詰まってしまうのではないでしょうか。


いろいろな本を読むと、自己肯定感の基本は幼少期の育て方による、とか、子ども時代に受けたいじめによって徹底的に自己肯定感が下がってしまう、などと書かれています。それはもちろん嘘ではありません。

でも、この本を手にとっておられるような人は、それらの時代を過ぎているでしょうから、別のやり方が必要ですね。

心配しなくても大丈夫です。幼少期からやり直さなくても、今からでも自己肯定感を高めていくことはできます。

どうすれば自己肯定感が高まるのか、次のレッスンから見ていきましょう。

ポイント　自己肯定感が低いと「正しさ」を相手に押しつける

レッスン２

「他人をリスペクトする」って、どういうこと？

リスペクトの本当の意味

自己肯定感が低いと、様々な問題が起きてしまい、幸せな人生から遠ざかってしまうということをレッスン1で見てきました。

では、どのようにすれば自己肯定感を高められるのでしょうか。

そこでカギとなるのが、「はじめに」でもお話しした「他人をリスペクトする」ということです。

他人をリスペクトできれば、自分のこともリスペクトできる、つまり自己肯定感が高まる。

それが本書でお伝えしたいことなのですが、「リスペクト」の意味をきちんと共有しておかないと、全く逆方向の話になりかねませんので、ここでよく見ておきましょう。

リスペクト（respect）を単に英和辞典で訳すと、「尊敬」という言葉がまず目を引きます。本書でお話ししていくリスペクトは、むしろ「敬意」なのですが、せっかくですから、「尊敬」についても考えてみたいと思います。

「尊敬」を広辞苑で調べると、「他人の人格・行為などを尊びうやまうこと」とあります。これは、人格や行動、業績などに対して「尊い」「優れている」という評価を下し、敬う、という意味になります。

この種の「尊敬」は、社会のあちこちにあります。

例 斬新な企画力と粘り強い交渉力でヒット商品を作った上司を尊敬している。

優れた人格や優れた業績を持つ人に対して、尊敬の念を抱き、できることなら自分もああなりたいけれども無理だろうな、などと思ったりするのは、多くの人になじみがある感覚だと思います。

実は、このような感覚は、同じ「リスペクト」の訳語であっても、本書でお話しするリスペクトとは対極にあるものです。

優れているから尊敬する、という考え方では、自分から見たときにとても優れているとは思えない、あるいは社会的に「優れている」という評価を得ていない人に対して、尊敬の念を抱くのは難しいでしょう。無理やり長所を見つけ出して「尊敬しています」と言っても、虚しいものですし、不誠実です。

このように、「優れている」という条件のもとに「尊敬している」という感覚を持つものを、本書では「条件つきのリスペクト」と呼んでおきましょう。

ポイント　「○○だから尊敬」は条件つきのリスペクト

「無条件のリスペクト」って何？

一方、「○○が優れているから」という条件なしに、まさに無条件で、その人の存在に対して感じることができる「リスペクト」があります。

これは、日本語で言えば、「尊重」「敬意」ということになると思います。どういうものかご説明しましょう。

この世の中では、それぞれの人が、いろいろな事情を抱えて生きています。生まれ持った性質、体質、能力も違えば、育てられた環境も違い、周囲にいた人たちも違い、経験してきたことも違うでしょう。

そうした事情の中、それぞれができるだけのことをして生きています。もちろん、「できるだけのことをしている」ようには見えない人もいるかもしれません。

例 努力しないのに、えらそうなことばかり言う上司を見下してしまう。

実際に、このような上司を「尊敬」することは難しいでしょう。

しかし、その人が努力しない（ように見える）のは、生まれつき集中しにくい性質なのかもしれませんし、虐待やいじめの結果として集中しにくくなっているのかもしれません（集中困難は、トラウマやうつ病の症状のひとつです）。

あるいは、過去に努力したことが報われず、その心の傷が癒えていないのかもしれません。なんの理由もなく努力しない（ように見える）人などはおらず、よくよく聴いてみると、努力できない（ように見える）理由があるのです。

また、それなのにえらそうなことばかり言う、というのにも理由があるはずです。あまりにも自己肯定感が低いために、一生懸命自己を正当化して虚勢を張っていないと社会的に自分を保てないのかもしれません。下手に出たら人から侮られる、と思っているのかもしれません。

いずれも、持って生まれた性質や、ここまでに体験してきたことの影響を受けて、今があるのです。

そうした事情を知ると、「いろいろと大変なことがあるのに、その人なりの試行錯誤をしながら頑張って生きているのだな」という感覚を得ることができるかもしれません。

これが、無条件のリスペクトです。

その人が何かに優れていなくても、頑張って生きている、ということに敬意を感じることができる。

敬意とまではいかなくても、その存在を「努力しない人間には意味がない」と切り捨てることなどせず、「かけがえのない存在」として尊重できる。あるいは、傷つきながらも、不器用であっても、その人が生きていることに愛おしさを感じられる。

そういった感覚です。

そうは言っても、関わる人の事情をすべて知ることなど不可能です。

それぞれの事情は、本人にしかわからないわけですから。しかし、「事情があってのことなのだ」と思うことは、誰に対しても可能です。

つまり、無条件のリスペクトとは、「○○だから」とか「○○した人は」などと条件をつけずに、ありのままを無条件に受け入れる、ということ。

「おかしいのではないか」「こうしたらよいのではないか」などと、評価を下したり、相手を変えようとしたりすることなく、「いろいろな事情の中での現状が、これなんだろうな」と思うことなのです。

「ええ!? 神様でもないんだから、そんなことできない!」

「なんでそんなことをしなければならないの?」

と思うかもしれませんね。これを、「どんな相手も受け入れるべき」と道徳の教科書のように読んでしまうと、確かに苦しくなるでしょう。

しかし、ここで思い出していただきたいのが、本書の目的です。

それは、自己肯定感を高めることでしたね。

「無条件のリスペクト」という考え方を知ることが、自己肯定感を高めるカギになる、ということだけここでは押さえておいてください。

あの人の現状には、いろいろな事情があるんだろうな。

そう思えるとき、私たちはどんな人に対しても、優しくなれますし、リスペクトすることができます。

相手のことを「かけがえのない存在」として尊重すること。社会的な立場や業績などとは関係なく、それぞれが与えられた事情の中で一生懸命生きているのですから、すべてが貴重な存在なのです。もちろん自分も含めて、ということについては後でもっとお話しししていきます。

ポイント　「〇〇だから」という条件を手放す

大切なのは「評価を下さない」ということ

「あの人は○○ができるから尊敬する」というのは、もちろん悪いことではありません。しかし、先ほどお話ししたように、それはあくまでも「条件つきのリスペクト」です。

例 どんな人にも優れたところがあるのだから、そこを見つけて、人を好きになるように心がけている。

こんなふうに「どんな人にも優れたところがある。それを見つけなさい」と育てられた人も多いと思います。しかし、どう見ても、その「優れたところ」が見つからない、という場合も少なくないのではないでしょうか。

そもそも、「優れたところ」を見つけるためには、「その人に評価を下すこと」が必要となります。「あの人は優れた人だ」ということ自体が、すでに評価です。

自分が下した評価があって(あるいは社会的な評価に自分が同意することによって)、それに基づいて尊敬の念を抱く、というのは「条件つきのリスペクト」です。

つまり、「条件」と「評価」は同じようなものなのです。

ポイント　評価を下すから、リスペクトできなくなる

「評価」を手放すと、何が見えてくるのか？

一方、無条件のリスペクトは「評価」を基本としていません。

どんな事情があれ、その人がこの世に生まれてきて、その人なりに生きてきた、という事実そのものを尊重するのです。

もちろん、その生き方は、自分から見れば理想的なものではないかもしれません。あえて、その生き方に「評価」を下そうとすれば、「とても尊敬できない」ということになるかもしれません。

しかし、そのような「評価」をいったん手放して、様々な事情に思いをはせてみてください。「同じような条件を与えられたら、自分だって同じようになっていただろう」と想像することは決して難しくないでしょう。

自分にはなんの責任もない条件（生まれ持ったもの、生育環境、経験してきたこと）によって生き方を縛られる、ということは、本人にとっても大変なことです。「生きづらい」と言う人たちは、まさに、そのような条件を抱えていると言えます。

逆に、人から尊敬されるような人は、それなりに、生まれ持ったものに恵まれていたり、身近な人や体験に恵まれていたりすることが多いものです。

例 私は恵まれた環境ではなく、むしろ逆境の中で頑張ってきました。いくら事情があっても、頑張れない人をリスペクトできません。

「逆境なのに頑張った」という人は、能力の他に、「頑張る力」や「楽観性」に恵まれていたとも言えるでしょう。人との出会いに恵まれていたのかもしれません。同じ条件で育てば、やはり多くの人が同じように、「頑張れる人」になれることでしょう。

このように、人は、自分では左右できないことによって、生き方の多くを規定されているのです。

にもかかわらず、「○○ができるかどうか」というところだけに注目してしまうと、まるでその人が怠け者であるように見えたり、ダメな人間であるかのように思えたりするでしょう。

ポイント　人はみな自分では動かせない〝条件〟に縛られている

「できない」裏には〝事情〟がある

私は精神科医ですから、社会的に見て「何もできていない人」たちと接する機会が多いです。

でも、そういう人たちが自分の現状に甘んじているところなど、見たことがありません。皆さん、「本当はもっとしっかりすべきなのに、できていない」自分を恥じています。それほど、人は一生懸命生きているのです。

例 私の彼は全く向上心がない。仕事もサボることばかり考えているし、家でもだらだらしているし、注意しても「自分はこれでいいんだ」と開き直る。とてもリスペクトできない。

この彼のように、口先では「自分はこれでよい」と言う人もいるでしょう。そういう人は、あまりにも自己肯定感が低いため、現状よりも向上するなどということがイメージできないのかもしれません。質の高い人生を送る資格など、自分にはないと思っているのかもしれません。あるいは、今以上を望んでまた絶望するのが怖いのかもしれません。

とにかく様々な事情があるのです。

たとえば、パラリンピック。本来スポーツをする上で多大なるハンディを背負った人たちが、最大限の力を尽くし、見る人に感動を与えます。成績だけを見れば、身体障がいのない人たちのオリンピックに比べて「成績が悪い」という評価になるでしょう。しかし、そんな「評価」にとらわれる人がいるでしょうか。むしろ、「逆境の中、本当に頑張っている」とリスペクトする人が多いと思います。このように、パラリンピックの場合は身体的な障がいなど、「様々な事情」が見えやすいでしょう。

しかし、心の問題の場合はそれが見えにくいので、「怠けている」などと勘違いされやすいだけなのです。

確かに、中には、「悪者」としか言えないような人もいます。

嘘をついたり、人の厚意につけ込んだりして利益を得ているような人です。

でも、その人がそんな人になったことには、やはり事情があるでしょう。

「人は裏切るものだ。自分の得だけを考えなければ生きていけない」という弱肉強食の考え方を植えつけられて育ったのか、あるいは、「正直者は損をする」ということを身にしみて感じるような環境にいたのか……。

もちろん、一部には、生まれつき、共感する能力が低い人もいて、彼らは他人の苦しみに鈍感です。

しかし、そういう人たちであっても、環境の影響を全く受けてこなかったわけではありません。

ですから、本当に「人の心がわからない、残酷な人」と思える人は、先天的な要素に、後天的な要素も加わった人、つまり、人間として人とのつながりや温かさを楽しんで生きることを許されていない気の毒な人、と言うことができます。

彼らだってなんらかの条件が少しでも違っていたら、違う人生が展開していたかもしれないのです。

ポイント　人は向上したい生き物である

「ありのまま」を受け入れる、ということ

さて、世の中には実に様々な人がいるのですが、よくよくその人の話を聴いてみると、それぞれに理由があるものです。その「理由」を知ることができれば、現実は現実として受け止めることができますから、相手の「ありのまま」を受け入れることができるでしょう。

しかし、その事情を「よくよく聴いてみる」ことができる相手は決して多くないものです。多くの人について、私たちはその事情を知ることができません。

それでも、その人がそんな振る舞いをするには、なんらかの事情があるということは事実です。

ですから、その事情がわからなくても、「何か事情があるのだろうな」と思うこ

とが合理的なのです。

「何か事情があるのだろうな」と思うことができれば、「この人はこんなふうに振る舞うべきではない」などという考えが起こらなくなりますので、相手の「ありのまま」を受け入れることができるようになります。

「ありのままを受け入れる」というのは、「内容を肯定する」こととは違います。

他人への暴力など、どう考えても肯定できないことはあります。「暴力を肯定できない」ということと、「その人の事情を知れば、こんなふうになったのも仕方がないと思う」ことは問題なく両立します。

「ありのまま」の受け入れというのは、現実に逆らわないということ。現実にはそこに至る事情があるのであって、それは受け入れるしかない性質のものだ、と認識することなのです。

先ほどもお話ししましたが、「誰かを尊敬している」という場合、それは、「○○

に優れているから」などという「評価」が決め手になります。

しかし、「様々な事情がありながら、一生懸命生きている存在」へのリスペクトであれば、評価も条件もいりません。

つまり、相手に対して「○○に優れているから」などという評価を下している限り、万人をリスペクトすることはできないけれども、評価を手放して、それぞれ事情があることをイメージできれば、むしろ制約の多い中でも一生懸命生きている相手をリスペクトすることはできると思うのです。

その感じ方は、「愛おしい」というものであったり、「力強さを感じる」というものであったり、「誠実さ」であったり、「本当によく頑張ってきたね」というねぎらいであったり、様々でしょう。

暴力など、明らかに他害的な行動をとっている人に対しては、「こんなふうにしか振る舞えないなんて、気の毒に」という感じ方かもしれません。暴力をふるう人で自己肯定感が高いという人は見たことがありません。詳しい事情はわからなくても、自己肯定感が極端に下がるような人生を歩んできたのでしょう。

そして、暴力がふるわれるときというのは、実際には、暴力をふるっている本人が「助けて」という心の悲鳴をあげている場合が多いもの。

本来助けを求めているだけなのに、助けの求め方を知らなかったり、不器用すぎたりするために、暴力という行動をとってしまうのです。助けが必要なのに、それを自らぶち壊しにしてしまっている、という姿を見れば、「気の毒に」と感じることができるでしょう。

こうして見てくると、無条件のリスペクトというのは、相手の言動に対して抱くものではなく、人間という存在の根源についての感じ方だと言えます。

前進する生き物である人間の力を感じたり、何度も失敗しながら人を愛そうとする姿勢を感じたり、悪条件の中、不器用ながらもなんとかしようとしているエネルギーを感じたり、ということなのです。

ポイント　頑張っている存在自体をリスペクトする

リスペクトされると、どんな人でも変わっていく

さて、「無条件のリスペクト」とはどういうものか、少しずつイメージできてきたのではないでしょうか？

次に、「無条件のリスペクト」を向けられたとき、人はどう感じるのか、を見ていきます。

それは基本的に自分の「ありのまま」を受け入れてもらえる体験、ということになります。何を話しても大丈夫、余計なアドバイスなしにじっくりと話を聴いてもらえる、他の人だったら「え？」というような反応を示すところでも穏やかに聴いてもらえる。「大変だったね」というような、暗黙の温かさがある。

こんなところから感じ取れるのは、やはり「安全」と「温かさ」でしょう。

よく、「あの人にはなんでも話せる」「あの人には安心して話せる」「あの人は話しやすい」と言われるような人は、自然と相手をリスペクトしているのだと思います。

もちろん、たとえ相手からリスペクトされていたとしても、人によっては、様々な事情から、「安全」や「温かさ」を感じにくい、という場合もあります。今まで人からひどく虐待されてきたような人は、そうそう簡単に他人を信用できるようにはならないからです。

「今は優しそうな顔をしているけれども、どこかで裏切るかも」

「話を聴いて、共感している素振りだけれども、心の中では馬鹿にしているはず」

などと、警戒心や不安を持って相手を見る癖がついてしまっていると思います。

だからと言ってその人をリスペクトすることに意味がないわけではありません。

むしろ、だからこそリスペクトが重要なのです。その人がそれまでに見てきた人間像は、リスペクトの「リ」の字もないような性質のものだったと思います。

そんな人でも、リスペクトの気持ちを持って接し続けていけば、だんだんと、新しい文化に慣れてくるものなのです。

これは精神科医としての私の体験から、はっきりと言えることです。

リスペクトが通用しないように見える人ほど、リスペクトを必要としているのです。

ポイント　**心を閉ざしている人ほど、受け入れられたい**

友達がいても寂しいのはなぜ？

例 友達が少ないので、いつも寂しい。

「あの人は友達がたくさんいていいいな」と思うようなとき、私たちは「友達の数」の少なさが自分に寂しさを感じさせていると思いがちですが、本当にそうでしょうか。実は、これもリスペクトの問題として見ることができます。

そもそも、「友達の数」は、「寂しさ」を感じる際の、本質的な原因ではありません。「友達はたくさんいて、人気者ですらあるのに、いつも心の中は寂しく孤独感でいっぱい」という人はつねに存在するのです。

友達がたくさんいるのに、なぜ孤独なのでしょう。

友達の数だけ増やそうとすれば、どうしても自分を「作る」という作業が必要になります。友達がどれほどいても、「本当の自分」「本当の気持ち」は誰にも話せない。本音を話して嫌われると困るので、自分の気持ちを隠したり、作ったりして、「好かれそうな自分」を演じている、という人が多いのではないでしょうか。

「本当の自分」ではなく、「作られた自分」で人と関わっている限り、そこに孤独感があるのは当然です

「本当の自分」は、否定されたまま、誰とも関わることができていないからです。

ＳＮＳ（ツイッターやフェイスブックなど、インターネット上のソーシャル・ネットワーキング・サービス）時代の今は、そこでどれほど多くの人に支持してもらっているかを気にする人が少なくないと思います。

ＳＮＳでたくさんの人に支持してもらっている人を見ると、「あの人は人気があっていいな」「あの人は人から重要視されていていいな」という気持ちになります。

また、自分のＳＮＳのフォロワーや「いいね！」の数が少ないと、自分が否定されているような、自分は人間としての価値が低いような、感じがするものです。
そんなときに、自分の価値が低いように感じないためにはどうしたらよいのでしょう。

ここでも、自分でなく相手に目を向けてみたいと思います。
寂しさを感じるときは、まず、「周りにいる人をリスペクトする」ことから考えてみてください。

相手をリスペクトするのであれば、こちらもできるだけ誠実でいたいもの。

実は、自分を「作って」人気者になろうとしている、ということは、相手をだましているということになります。

それは、相手をリスペクトする態度とは全く違うものです。
また、「こういうふうな姿を作っておけば好かれるだろう」と、相手を見透かしたような姿勢も、リスペクトとは言えないものです。

さらに、「友達が少ないから」と、相手を「数」として見ているところも、気になります。理解してくれる人がいるのであれば、親しい人は本当は1人でもよいはず。

ところが、「数」を競うようになると、相手は単に自分を引き立たせてくれる材料に過ぎなくなってしまうのです。自分の人気度を示すための「頭数」として利用しているようなものですね。これも、リスペクトを欠く姿勢、と言えます。

後ほどお話ししていきますが、自己肯定感が低いと、相手をリスペクトすることができませんし、相手をリスペクトすることができない人は、概して自己肯定感が低いものです。

ですから、相手をリスペクトできない人は、どれほどSNS上の友達がいっぱいであっても、自分を肯定できず、寂しさを感じるのは当たり前なのです。

また、SNSではなくリアルな友達の場合でも、相手に好まれそうな人間像を演じていると、結局「作っている」わけですから、同じことになります。

相手に好まれそうな人間像を演じる、と言うと、あたかも相手をリスペクトしているかのように見えるかもしれませんが、実際は逆です。

相手をリスペクトするということは、誠実に関わるということ。

しかし、自分を作って、「これなら好きでいてくれるでしょう」という姿勢でいることは、誠実な関わり方ではありません。相手の「ありのままの自分を受け入れてくれる能力」、つまり「人を許容する能力」をはじめから低く見積もっているようなものだからです。むしろ自分の欠点を正直に話す方が誠実だと思います。もちろん、相手の事情によっては、正直に話すと攻撃してきたりうるさく干渉してきたりする、などという場合もあるでしょう。

そんな場合は、自分を「作る」のではなく、距離を置くようにしていくほうが、自己肯定感を損ねずにすみます。このあたりは、後でお話しします。

ポイント　嘘をつけばつくほど、寂しくなる

「決めつけ」から自由になる

例 でもやっぱり、いい加減な人はリスペクトできない。

リスペクトとは「ありのまま」を受け入れること。

前にも触れましたが、なんであれ、決めつける姿勢（つまり評価を下す姿勢）はリスペクトとは対極にあると言えます。

「あの人はいい加減な人だから」「あの人は怠け者だから」……というふうに人を決めつけてしまうと、リスペクトからは遠ざかってしまうのです。

一方、「嫌な人」「〇〇な人」のような「決めつけ」を手放して相手を見ると、多くの場合、「頑張っている姿」が見えてきます。

たとえば、「どうしてこの人はこうなんだろう」「なぜこうできないんだろう」と思う人がいたとしましょう。そんな人に対して、「どうせやる気がない」「どうせ甘えている」と「決めつけ」ることをせず、その人の事情に耳を澄ましてみると、その人なりに頑張っている姿が見えてくるのです。

これが顕著に起こるのは、対人関係療法による治療の中です。

治療の最初の課題は、「何が病気の症状であるかをはっきりさせること」です。何かができていない、という場合に、それが病気の症状によるのかどうかを検討していくのです。病気の症状によるものであれば、患者さん本人にはコントロールできません。

ですから、今何ができないのか、それについてどう思っているのかを聴いていきます。

多くの人が、症状のためにできないことについて、「自分が悪い」と自分を責めているものです。

そこに家族が同席していると、それまで「どうしてこんなことができないのだろう」と思っていた家族は、病気の症状という苦しい制約の中、自分を責めながら一生懸命頑張っている患者さんの姿に気づくことができます。

それまでの態度を詫びる家族もいます。私もつい一緒に涙ぐんでしまうようなこんな状況は、つながりの力を感じさせます。

もちろん、それからもトラブルがなくなるわけではありません。しかし、一度でもそのような体験があると、お互いに小さなトラブルを受け入れやすくなっていきます。


「相手の不適切に思える言動は、相手の事情のため」という見方が容易にできるようになってくるからです。

これは治療の場面だけに限った話ではありません。

他の人間関係でも、「決めつけ」を手放して人を見ると、つねに「頑張っている姿」が見えてくるのです。

子どもなどは典型的な例ですね。

子どもが嘘をついたとき、「嘘をつくなんて、人間として最低だ」と決めつけずに事情をよく聴いてみると、失敗したけれども修復の仕方がわからなくて、唯一知っている「嘘をつく」という手法で乗り越えようとしたなど、心細いながらも健気な姿が見えてきます。

63ページでもお話ししましたが、人間とは、本来頑張って前進する生き物なのだと思います。

誰もが与えられた事情の中で頑張っている。

傷ついて一見立ち止まるようなときがあっても、「前進したい」という気持ちもどこかにあって、そのジレンマの中で苦しんでいる。

あまりの悪条件に見舞われて、「前進したい」という気持ちを見失いながらも、どこか諦められないでいる。

そんな姿が見えると、「どうして何も努力しないの？」と思っていた気持ちは消え去り、「苦しい中よく頑張ってきたね」という気持ちになれるのです。

これこそが、相手をリスペクトする姿勢です。

もちろん、どんな事情があろうと受け入れられない「行為」や「態度」はあります。そういう「行為」などについては、適切なところに訴え出てもよいのです。

事情があるからと言って、その結果をすべて引き受ける必要などありません。

ただ、ある「行為」に対処する際にも、「とにかく嫌」「信じられない」「人間とは思えない」という気持ちでいるのと、「あんなに異常な行動をとるようになったのは、よほど深い事情があるのだろうな」と思えるのとでは、そこから受けるストレスがずいぶん違うと思います。

それがどれほど正当なものであっても、怒りや嫌悪感というネガティブな気持ちは、抱えているだけ自分を傷つけるものです。

毒素を心身にため込むようなもの。

ですから、「相手には事情があるのだな」という見方をすることは、自分にとってもデトックスになると言えます。

対処が必要なことがあれば対処しつつも、毒素はさっさと自分から出してしまう、という姿勢をとれるようになってくると、うまく自分を大切にできているという感覚を持つことができ、自己肯定感も高まってきます。

ポイント　「相手に事情がある」と気づくと、自分も癒やされる

レッスン3

どうしたら「他人をリスペクト」できるのだろう

【リスペクトの原則1】

お互いの「領域」を守る

レッスン2では、主に「他人をリスペクトする、とはどういうことか?」を見てきました。「嫌だな」と思う相手についても、「まあ、いろいろな事情があるのだろうな」と考えることによって、少しストレスが減って、穏やかで優しい気持ちになれることに気づかれたのではないでしょうか?

他人をリスペクトすると自分をリスペクトできるようになる（自己肯定感が高まる）というのは本書を通してお話ししていきたいことですが、すでに優しい気持ちが少しでも生じているのであれば、よい軌道に乗ったと言えます。

本章では、他人をリスペクトするための5つの原則をお伝えします。「こういうことか!」と、感覚的にもよりいっそうわかってくるでしょう。

まず原則①は、お互いの「領域」を守ること。

ある意味ではこれがリスペクトの一番の基礎となる考え方かもしれません。
人にはそれぞれ、持って生まれた条件や、生きてきた中での様々な事情がある、ということは、これまでにもお話ししてきました。

それを、本書ではその人の「領域」と呼ぶことにします。

持って生まれた条件や今まで生きてきた中での様々な事情、これらは、本人の「内心」に関わるもので、本人にしかわからないですし（本人すらわかっていないこともあるのですが）、他人が決めつけるような性質のものではありません。

例 彼女にはいつも幸せでいてほしいから、ネガティブなことを言うとイライラして、「もっとポジティブになりなよ」と言ってしまう。

これは一見、「親切な、思いやりのある態度」と思えるかもしれません。
しかし、彼女がネガティブなことを言うのには、それなりの事情があります。それは「彼女の領域」内のことです。

もちろん、幸せでいてほしいと思うことは、決して「いけないこと」ではありません。しかし、おそらく自己肯定感が低いであろう彼女にダメ出しをしてしまうと、彼女はますます自己肯定感を低下させて幸せから遠ざかってしまうでしょう。


「相手の領域」を守る、ということは、その人の「ありのまま」を尊重することです。


しかし、多くの人が、この例のように、「相手の領域」について、「ありのまま」では許せず、決めつけるようなことを言ったり決めつけるような態度をとったりしています。

たとえば、大切な人を失った、という人に対して「おかげさまで命の大切さを知りました」などと言うことは、喪失体験まっただ中の人にとっては、「不適切」「傷ついた」「うるさい」「余計なお世話」と聴こえることでしょう。

大切な人を失った場合は、誰もが「悲しみのプロセス」を通るものですし、そんな中で本人や周りは確かに「命の大切さを知った」という心境になることもあります。

しかし、悲しみのまっただ中にいて、未来に絶望しているとき、あるいは様々な後悔の念に苦しんでいるときに、他人が「おかげさまで命の大切さを知りました」などと言うのは、ハラスメントと呼んでもよいものです。相手のデリケートな喪失体験の意味を勝手に決めつけるようなものだからです。

多くを語ってくれない相手の「ありのまま」を受け入れる、というのは、ただ、大変なときなんだな、という目で見守る、ということになるかもしれません。「命の大切さを知った」などと決めつけるのではなく、その人にとって大切な人が生きていたという事実、そして亡くなったという事実をリスペクトすることが重要なのだと言えます。お葬式に参列するなどというのは、それをリスペクトする行為と言えますね。

ポイント　「決めつけ」は「相手の領域」を侵す

【リスペクトの原則2】

「なるほど」の瞬間を積み重ねる

相手をリスペクトする際には、できれば相手の事情がわかったほうがよいもの。「人それぞれ、事情があるんだな」と「ありのまま」を受け入れる境地に達するには、相手の話をよく聴くことが役立ちます。

最終的には、話を聴くことができない相手に対しても、この境地に達することができるのですが、人の話をよく聴くところから始めると、感覚をつかみやすいと思います。

例 締め切りを守らない部下を頭ごなしに叱りつけてしまった。よくよく話を聴いてみると、クライアントの事情で本人にはコントロールできない案件だった。

「この人はダメだ」という「決めつけ」の裏には、「なんでこんなことをするのだろう」「なんでこんなこともできないのだろう」という気持ちがあります。つまり、なぜそういう言動をとるに至ったのか、という事情がわからないのです。

わからないものに対して、「ダメ」という決めつけをしてしまう、というのはよくあること。

人の話をよくよく聴いてみると、確かにダメな行動なのだけれど、事情を考えればそうするしかなかった、ということが腑に落ちてくるものです。

そういう意味では「ダメ」な言動などなく、その人と同じ条件に生まれて、同じ事情を抱えて生きてくれば、誰でも同じような言動をとっただろう、と思えるはず。

これが、「なるほど」の瞬間です。

人の話を真剣に聴いていくと、「なるほど」と思える瞬間が必ず訪れます。

訪れないとしたら、まだまだ聴き足りないということだと思います。わからないところをさらに聴いていくことで、「なるほど」に達することができるでしょう。

「なるほど」には、道徳的な善悪の観念は全く必要ありません。

それがどれほど「悪い」ことだとしても、「なるほど」と思えればよいのです。

病気の母を抱え、お金がないときに、盗みを働いた、などというのは典型的な「なるほど」でしょう。

「なるほど」と思う体験を繰り返していくと、事情がわからない相手についても、「よくよく聴いていけば、きっと『なるほど』と思える文脈があるのだろうな」という気持ちで見ることができるようになります。それは、「この人の言動は不適切だ」という「決めつけ」とは正反対の、リスペクトの姿勢だと言えます。

ポイント　決めつける前に、話を聴く

【リスペクトの原則３】

人を変えようとするのはやめる

人を見て「不適切だ」と思うときは、その人を変えたいと思っているときです。その人の現状が今のようでなければよかったのに、という気持ちがあるからです。

しかし、「その人の現状が今のようでなければよかったのに」というのは、立派な「決めつけ」で、リスペクトを妨げます。

また、人は他人から否定されると、自己防衛に入るものです。
「ありのまま」を受け入れると安心してつながってくれる人でも、自己防衛していると、「心の防波堤」ばかりが高くなって、つながるどころではなくなってしまいます。

相手がどんな状態でもリスペクトし続ければ、「安全」と「温かさ」を与え続けることができますから、いつか相手の心も溶けてくれることが多いものです（私たち精神科医の仕事はそんなものです）。しかし、相手を変えようとすればするほど、相手は心を閉じてしまうでしょう。

そもそも、人は変えようとしても変わらないものです。

もちろん人は変わることができます。

でもそれは、その人の準備ができている、というタイミングで起こるのです。こちらが変わってほしいタイミングで変わることなど、まずありません。

それよりも、変えようとする圧力に抵抗を感じて、せっかく芽生えかけていた「変わりたい気持ち」がつぶされてしまうかもしれません。

ですから、人を変えようとすることなく、ただ現状の「ありのまま」を受け入れていくことが、その人が変わるための最善の策であり、そうした態度こそが、「他人をリスペクトする」ということなのです。

なお、ここの「人」には、自分も含まれます。

自分も、変わっていくことができる存在だけれども、それは準備ができたとき。変わることができない自分を責めるよりも、今の「ありのまま」を優しく受け入れることがとても大切です。

つまり、誰にとっても、合い言葉は、「今は、これでよい」なのです。

ポイント　人が変わるのには、タイミングがある

【リスペクトの原則４】

リスペクトを示す話し方をする

他人をリスペクトするためには、「ありのまま」を受け入れることがカギです。

しかし、いくら「ありのまま」を受け入れるつもりでも、その話し方によっては、「リスペクト」の姿勢が伝わらない場合もあります。

なんと言っても、自分が話すときには、他人の「ありのまま」だけではなく、自分の「ありのまま」を受け入れる話し方をする必要があるのです。

それは、「自分の領域」の中だけで話すこと。

例 恋人とケンカをして、黙り込んでしまった。「ちゃんと気持ちを話して！」と言われたので、「君にそんなふうに言われるのが、うざい」と正直に気持ちを話したら、もっと相手を怒らせてしまった。

この例もそうですが、よく、「気持ちを話して」と言われると、「あなたはこんなことを言ってひどい！」というような伝え方をする人がいます。

しかし、「あなた」が主語である場合、それは「自分の気持ち」ではありません。

たとえば、誰かにひどいことを言われた、という場合の「気持ち」は「私は落ち込んだ」「自分はこれではダメなのだと自信がなくなった」などというものでしょう。

先ほどの例であれば、「ちゃんと気持ちを話して！」と言われたときの「気持ち」は、「追い詰められた感じがする」「話は自分のペースでしたい」などでしょう。こんな言い方であれば、「うざい」と違って、相手を怒らせるようなことはないと思います。

リスペクトを示す話し方とは、「私」を主語にしたものです。

「あなたはこんなことを言ってひどい！」というのではなく、「そう言われると、自分はこれではダメだと自信がなくなる」と、「自分の気持ち」を話すのです。

自分の気持ちを話すことには、確かに勇気がいります。

着ぐるみをはがされた、本当の、傷つきやすい自分が現れるように感じるからです。だからこそ人は、「あなたは……だから」「あの人のせいで……」などと言って、傷ついてしまったナイーブな自分を隠すのだと思います。

しかし、「あなたのせいで」と言われた相手は自己防衛に入るものですし、それ以外にも、自分の名前が引き合いに出されると、人は警戒するもの。

その話し方が相手に、「自分はそんなつもりでやったのではない！」と思わせるようなものであれば（つまり、明らかに相手を「決めつけ」るような言い方をすれば）、今度は自分が相手を傷つけてしまいます。

これは「相手の領域」を侵害した、ということになります。

そうすると、返ってくるのは当然「反撃」。

「君がそんな言い方をするから」「そもそもあなたが……」というような泥仕合になってしまうのです。

それを避けるためには、どこまでも自分の気持ちを「私」を主語にして話すこと。

「そんなふうに言われると、僕はとっても自信がなくなる」と言えば、相手から「ううん、よく頑張っているよ」「言いすぎてごめんね」などという言葉が返ってくる可能性が高くなります。

つまり、相手の領域を侵さない、リスペクトを示す話し方をすれば、結果としてリスペクトしてもらえる可能性がぐっと高まるということです。

ポイント　主語を「私」にして伝える

【リスペクトの原則5】

自分が下した「評価」にとらわれない

私たちは生き物なので、自己防御機能がいろいろと備わっています。

物事を見たときに、とりあえず自分なりに評価する、というのも、安全を確保しながら生きていくための方策だと言えます。

自分が人やものをどう評価するか、ということは、自分が「その人やそのものと、どう関わっていくか」を決めるものです。

「あの人は怪しい」と評価を下せば、距離を置く、ということになるでしょう。それが結果として自分を守ることになるというのは珍しくないと思います。

しかし、この「評価」は、「現時点での自分」がする、きわめて一時的・主観的なものです。

同じものを見ても、人によっては全く評価が異なることもありますし、同じ人でも、時期によってその評価は変わってきます。

評価を下しながら生きていくのは人間らしいことなので、それ自体が悪いというわけではありません。

ただし、それが「今の自分が下した評価」にすぎない、ということを認識しておかないと、唯一絶対の真実のように人に押しつけてしまったり、不寛容になって「相手の領域」を侵害してしまったりします。

「決めつけ」てしまうと、他人をリスペクトすることができない、ということは何度もお話ししてきました。「決めつけ」とは、つまり、「今の自分が下した評価」の押しつけ、ということです。

「つねに正しくなければ気がすまない人」のところでお話ししましたが、自分の「決めつけ」を別の角度から見てみることができない人は、自己肯定感の低い人です。

自己肯定感を高めていきたい、と思うのであれば、「自分の考えこそが正しい」と思うのではなく、「いろいろな事情があるのかもしれない」という見方に慣れていきたいですね。

レッスン3では、主に「領域」という観点からリスペクトを見てきました。おもしろいもので、「自分の領域」と「相手の領域」をきちんと区別する、という姿勢をとると、結果として相手との間につながりを感じやすくなります。

自他の区別をはっきりさせると、つながりがなくなってしまう、と思い込んでいる人もいると思いますが、実際はその逆なのです。このあたりはレッスン5で詳しくお話しします。

また、自他の区別をはっきりさせることは、それぞれを「かけがえのない存在」として尊重するということになります。まさに、リスペクトそのものですね。

ポイント　評価は一時的、主観的なもの

レッスン４

「自分をリスペクトする」ということ

自己肯定感を高めるためにできること

レッスン3で、「他人をリスペクトする方法」を見てきました。なんとなく新しい世界が広がってきたのではないでしょうか。

ここで、再度本書のテーマ「自己肯定感」を考えていきます。

レッスン1でも述べたように、自己肯定感に問題を抱えている人は少なくないと思います。「どうしたら自分を好きになれるのだろう」などと考えている人もいるでしょう。好きになれそうなイメージを作って、それを演じて生きている人もいるかもしれません。

しかし、そうしたことをやっても、自己肯定感は高まらないと思います。なぜかと言うと、結局は「ありのまま」を受け入れていないからです。

「自分を好きになりたい」ということは、今の自分が嫌い、ということです。

「自分が嫌い」では、自己肯定感を高めることは難しいでしょう。

「自分が嫌い」というところの上に何を積み重ねていっても、パラダイム・シフトは起こせないと思います。

ですから、自分の「ありのまま」を受け入れることは必要条件なのです。

例 自分のことが嫌い。他人は「素直なところがいいよ」「いつも気を配ってくれてるよね」などとほめてくれるけれども、あまりそう思えない。他に悪いところがたくさんあるし……。

このような思考を多くの人がしてきて、ずっとそのようなところにとどまっているのではないでしょうか。この場合、自己肯定感を高めるカギになるのが、本書で何度もお話ししてきた、「他人をリスペクトすること」です。

なぜなら、自己認識より他人についての認識を変化させるほうが簡単だからです。

すでに見てきましたが、相手をリスペクトしているときの私たちは寛大です。

相手に「え？」と思うところがあっても、「まあ、事情があるのだろうな」と考えることができます。そんなときの自分は、決して嫌な感じがしないと思います。

相手に向けている優しさを、自分でもそのまま受け取っているはずだからです。

「自分」に目を向けている限り自己否定しか出てこないかもしれませんが、「相手」に目を向けて、相手をリスペクトしていくと、その「リスペクト感」が自分にも及んでくるものです。

なんと言うのでしょうか。

「リスペクトの空気」を一緒に吸うという感じでしょうか。

もちろんこのリスペクトが、「条件つきの尊敬」であればうまくいきません。

「Aさんは、〇〇大学を出ているからすごい。それに比べて自分は……」

「Bさんは、スタイルがよくて、素敵。なのに私は……」

こんなふうに、自分の「条件」と比較して、逆に自己肯定感が下がってしまうかもしれません。

しかし、無条件のリスペクトであれば、どうでしょうか？

「Cさんも、いろいろある中で、頑張っているんだな。私もいろいろあるけど、まあ、これでいいよね」

そんなふうに、自分にも適用できる気がしてくるはずです。

つまり、「人間、みんな頑張っているな」という感覚が出てくるのです。

ここが、無条件のリスペクトのおもしろいところです。

「頑張っている」という感覚にも、「条件つき」のものと「無条件」のものがあります。「あの人は今回のプロジェクトを見事に成功させた」「あの人はキャリアアップをした」というようなとき、私たちは、相手を「頑張っている」と思うと同時に、「頑張れていない自分」を責めたりするものです。

しかし、無条件のリスペクトの際ににじわーっと感じる「頑張っている」感は、比較するようなものでもなく、自分も含めて「人間は頑張る生き物なんだな」というふうに感じられるのです。

自分についても、「決めつけ」とリスペクトが両立しないのは同じです。「自分はダメだ」と決めつけている限り、自分をリスペクトすることはできません。

だからこそ、そこから生産的に目をそらすためには、「決めつけを手放し、他人を無条件にリスペクトする」という習慣をつけることが案外役に立つのです。

それが習慣になれば、いつも他人をリスペクトできる自分に、よい感じを抱けるようになるでしょう。そして、いつも「リスペクトの空気」を吸い込みながら生きていくことができます。そうすることで、自己肯定感は高まっていくのです。

ポイント　他人をリスペクトすると、自分もリスペクトできる

周りへの対応が自分に返ってくる

たとえば、庭に雑草があったとしましょう。ガーデニングをする上で、その雑草を抜く必要があります。そんなとき、同じく雑草を抜くのであっても、「まったく、邪魔な雑草！」と思いながら力任せにグイッと引っこ抜くのと、「ごめんね。しっかり生きているのに、どうしても都合で抜かせてもらうね」という気持ちを込めて、優しく抜くのと、どちらのほうが、「自分についての感じ」がよくなるでしょうか。

もちろん、後者だと思います。

後者の姿勢で雑草に接するとき、私たちは自分のことを優しく温かい存在だと感じられるはずです。

「そんなの自己満足じゃないか。どっちにしたって雑草を抜くくせに」ということはこの際気にしないでください。目的は自己肯定感です。

同じく雑草を抜かなければならないとしたら、自分の優しさや温かさを感じながら行うことができたほうが、自己肯定感は高まっていくはずです。

人間に対しても、同じように考えることができます。

人に何か注意をしなければならない場合、「まったく、あなたはいつもこうなんだから！」という姿勢でイライラしながら注意するのか、「よく頑張っていると思うけれども、ここのところは気をつけてね。間違いやすいところだから」という姿勢で穏やかに注意するのかで、「自分についての感じ」はずいぶん違ってくるでしょう。

前者のような注意の仕方ばかりしている人は、自分も相手もリスペクトできていないと言えますし、自己肯定感が決して高くはないでしょう。後者は、自分も相手もリスペクトしている、と言えます。

ポイント　自分の優しさを感じながら、他人に接する

「いいとこ探し」は意味がない

先ほどの例からもわかりますが、自分をリスペクトする、というのは、自分に優しく温かい感覚を与えてあげることだと言えます。

考えてみればそれは当然のことで、相手をリスペクトするときに伝わるのは「安全」と「温かさ」なのですから、自分をリスペクトするときにも、自分に同じものが伝わるはずです。

例 落ち込んだときに、母親に電話して優しい言葉をかけたら、なんだか自分が元気になってきた。

この例でもそうなのですが、相手をリスペクトするとき、その「雰囲気」を私たちはそのまま吸い込んでいます。たとえば自分から有害ガスが吹き出したら、それを自らも吸い込むことになるのと同じで、よい雰囲気を醸し出すことができれば、自分自身もその「よい雰囲気」の恩恵にあずかることができるのです。

実は、自己肯定感の高め方は、こんなところにあります。自己肯定感は決して、「自分の好きなところ探し」「条件探し」では高まらないのです。

自己肯定感とは、自分という存在を無条件に受け入れること。自分はまあ大丈夫だろうと思えること。そんな無条件の感じ方ができるようになるには、「条件探し」は意味がありません。

自己肯定感が高い人は、小さな頃から、存在を大切にされ、感じ方を肯定され、試行錯誤を許され、温かい注意を向けられながら育っていることが多いものです。

自分をリスペクトするというのは、結局はそのようなものなのです。

人をリスペクトすることによって、自分も「安全」と「温かさ」を受け取ること。

さらには、自分自身のことも、「いろいろと事情がある中で、頑張っている存在」として見てあげることです。

相手をリスペクトするということについてはレッスン3で詳しくお話ししましたが、それを全部「自分」に置き換えてみても何もおかしくはないはずです。自分も、生まれ持ったもの、生育環境、今まで体験してきたことなど、様々な事情の制約の中で生きています。

「自分は別に頑張っていない」と思う人であっても、そう感じるだけの事情があるはず。その「事情」とは、主に自己肯定感の低さでしょう。

本当は頑張っているのに、頑張っていないような気がしてしまうのです。あるいは、「条件つき」の世界にどっぷりとはまって生きてきたため、何かしらの「優れた条件」がなければ頑張りを認めることができないのかもしれません。

ポイント　誰かに優しくすることで、自分も元気になれる

「ダメな自分」にも〝事情〟がある

自己肯定感の低い人は、「自分はダメだ」と思っていることが多いものです。そこには、「ダメだ」と思うようになった事情がいろいろとあるはずです。

例 小さな頃からダメ出しばかりする親。「お前のために言っているんだ」と言うけれど……。

小さい頃から、人と比較されて「ダメだ」と言われて育った。何かする度に、「それではダメだ」と言われてきた。そのように、批判的な人が近くにいた、という場合は多いと思います。

あるいは、生育環境にはあまり問題がなくても、大きく自信を失うような体験があった人もいるでしょう。それまではなんとなく自己肯定できていたのが、ある一件を機に、「自分はダメだ」と思うようになった、というようなものです。

例 大好きな彼に振られてしまってから、何もやる気がでない。私みたいなダメな女、誰も好きになってくれないと思ってしまう。

知っておいていただきたいのは、今どれほど「自分はダメだ」と思っているとしても、それは、「自分はそれほどダメだ」ということを意味するのではなく、「そう思うに至った事情がある」という意味なのだということです。

人から批判されることも、自信を失うような衝撃的な体験をすることも、人間にとっては傷つくことです。本来は「傷ついてかわいそうに」と言うべきところを、「自分はダメだ」と思いながら生きてきたというのは、本当に大変なことだったでしょう。そんな自分を「よく頑張ってきた」と認めると同時に、今からでも「傷ついて大変だったね」といたわってあげてください。

過去を変えることはできませんし、そこで傷ついたという事実を消すことはできません。

だからこそ、それを否認して「自分はダメだ」と思うのではなく、「傷ついて大変だったね」と言ってあげるところからスタートするのです。

それこそが「ありのまま」を受け入れる、ということになります。

ポイント 「ダメだ」より「大変だったね」と自分に言う

自己肯定感を高めると「べき」が「したい」に変わる

例 就職活動中。「やりたいことはなんですか?」とよく聞かれるが、自分でも「やりたいこと」がわからない。適当に答えてしまって、自己嫌悪。

自己肯定感が低いと自分の気持ちを肯定できません。
そのため、「○○したい」と思っても「そんなふうに思うのはおかしいのではないか」「そんなことできるわけがないのではないか」と自分で否定してしまいがちです。

そして、否定ばかりを続けていると、「○○したい」という感覚が減ってきて、

だんだんと、自分が本当は何をしたいのかがわからなくなってきます。

自己肯定感の低い人が何を基準に行動するのかと言うと、自分の「したい」ではなく、「べき」。相手の顔色を見て「この人を喜ばせるには、〇〇すべき」と考えたり、「人間として受け入れられるためには××すべき」と考えたりするのです。そこには、「したい」という主体的な思いはなく、ただ、他人の顔色や「世間」「常識」に流されているだけ、と言えます。

「べき」で自分を縛っていくと苦しくなります。

つねに「ありのまま」は否定され、「べき」で塗り替えられてしまうからです。

また、「べき」で生きていると、他人にも「べき」を要求するようになっていきます。「あの人はああすべきではない」といった気持ちが湧いてくるようになるのです。

これは、人に対するリスペクトのない姿勢と言えますし、様々な対人ストレスのもととなります。他人に多くを要求してトラブルを起こしている人をよくよく見ると、自己肯定感が低い、ということも少なくないものです。

自己肯定感が高まると、自分の「○○したい」を大切にできるようになります。

自分の「したい」を中心に考えられるようになると、「べき」との関係が切れてきます。主体が自分になるからです。自己肯定感がある程度高ければ、「私はこうしたい」ということを堂々と感じられるようになりますので、自分不在の「べき」よりも、自分が主体の「したい」を中心に考えられるようになるのです。

そして、「○○したい」に基づいて行動すると、達成感が得られますから、ますます自己肯定感が高まる、という好循環に入ることができます。

もちろん、何かを実行して、必ずしもよい結果が出るわけではありません。しかし、自己肯定感のもとに「やりたいことをやってみた」という事実は、大きな達成感を生むでしょう。

ポイント　「したい」で動くとよい循環が生まれる

自分の嫌いなところに目を向けてみる

例 それでも自分を好きになれない。

一般に自己肯定感を高めるためのアプローチとしてよく耳にするのが、「自分の好きなところを見つけよう！」というタイプのものです。

私は、それにあまり効果があると思っていませんし、効果があったという実例も見たことがありません（一時的には効果があるように思えても、結局元に戻ってしまうようです）。

ここではあえて、その正反対、「自分の嫌いなところに目を向ける」ということ

を提案してみます。

「自分の好きなところを見つけよう！」は、あくまでも、自分が持っているよい条件を探す、という「条件」がベースになっており、自分の全存在を肯定することにはならない、ということをここまでにもお話ししてきました。

では、「自分の嫌いなところに目を向ける」はどうでしょうか。

もちろん愉快なことではないでしょうし、普段、あまり見ないようにして生きているかもしれません。

それでも、そういうところに目を向けてみると、自分の力が見えてきます。

人それぞれ、生まれ持ったものも、これまでの体験も違うでしょう。「条件つきのリスペクト」というのは、そういう、本人にはどうしようもないことについて「優れている」かどうかの評価を下すようなものです。

しかし、「自分の嫌いなところに目を向ける」というふうに考えると、自分のことが全く違って見えてきます。

それは、「それだけのハンディを背負いながら頑張って生きてきた自分」です。

その「ハンディ」は、先天的なものかもしれないし、成育過程で明らかになってきた心身のハンディかもしれません。

あるいは、思わぬひどい体験をして生まれた、警戒心や人間不信かもしれませんし、現在抱えている病気かもしれません。

例 私は「片づけられない女」。周りには隠しているが、ＡＤＨＤと診断された。そんな自分がすごく嫌。

ＡＤＨＤの人とそうでない人とでは、片づけという課題のハードルが全く違うでしょう。

「自分の嫌いなところに目を向ける」ということは、そんなハンディの中でも、他の人とできるだけ同じように生きてきた自分を認めるということです。

多くの人が自分のハンディを自覚していると思います。

そして、「こんなふうでなければよかったのに」「こんな自分が嫌い」「なんで私だけ」と思っているでしょう。このような感じ方は、もちろん自己肯定感を高めることにはなりません。

しかしそれはあくまでも「条件」にとらわれた感覚。「条件」だけを考えれば、不公平なことも、理不尽なことも、いくらでもあります。

でも、無条件のリスペクトは「条件」と無関係です。

むしろ、悪い「条件」の中でも生きてきた自分、頑張ってきた自分こそ、リスペクトすることができるのです。

「自分は恵まれていない」と思ってきた人ほど、そんな中で頑張ってきた自分を認めてあげてください。

涙が出るほどに、自分が愛おしくなると思います。

「誰だって、恵まれていないところはあるのだ」と叱咤激励してくる人もいるかもしれません。

でも「誰だって」のレベルは人によってずいぶん違いますし、頑張って生きてきた人をおとしめても、プラスの効果は何もありません。
大切なのは、そんな中でも一生懸命生き延びてきた自分や他人をリスペクトすることなのです。

ポイント　ここまで生き延びてきた自分を愛おしむ

レッスン5

自己肯定感が高まる「本当のつながり」の作り方

「本当のつながり」「ニセのつながり」とは何か？

他人をリスペクトする感覚、自分をリスペクトする感覚が、なんとなく見えてきたのではないでしょうか？

このレッスンではこうした「リスペクトの感覚」をよりいっそう深めるために「つながり」についてお話ししようと思います。

対人関係療法による治療がまさにそうなのですが、「つながり」こそが、自己肯定感を高める上でのカギになります。

「つながり」は、今や時代のキーワードであるとも言えるでしょう。

SNSという「つながるツール」が流行っていることも背景にありますが、「つながり」という言葉を多く目にするようになったのは、東日本大震災からかもしれません。「絆」という、それまではあまり使われていなかった言葉がよく使われるようになりました。

「つながり」重視の姿勢は、もちろん震災後のつらい人たちを励ます効果もあったのは間違いないのですが、同時に、人々の心に、いろいろな思いを残しました。

ある患者さんが私に言ったのは、「つながれる人がいない孤独な私は死ぬしかないのでしょうか」ということ。

また、別の人が感じたのは、「自分だって、被災者とのつながりは感じる。でも、『絆』と言われると、『つながれ』と強制的に言われているような気がして、極めて不愉快」ということでした。

私は「つながり」という概念をとても大切に思っていますが、これらの話を聴くと、「つながり」という言葉は、きちんと定義づけて使わなければ諸刃の剣になってしまうと感じます。

「つながり」には、「本当のつながり」と「ニセのつながり」があります。

「ニセのつながり」とは、「形」ばかりがつながっていて、「心」のつながりが感じられないもの。一方、「本当のつながり」とは、「形」のつながりとは関係なく、「心」のつながりが感じられるものです。

いつも「群れて」いるけれども、嫌われないように必死、という友達関係は「ニセのつながり」と言えるでしょう。あるいは、恋人の意に反して束縛するのも「ニセのつながり」です。

一方、あまり会わないけれども心から信頼できる友達は「本当のつながり」、恋人と会っていないときにも愛を感じられるのは、やはり「本当のつながり」だと言えます。

ポイント　自己肯定感のカギは「つながり」

「心の病」を持つ人の対人関係

私は対人関係療法という、エビデンス・ベイスドな（効果を示す科学的根拠がある）精神療法を専門にして、うつ病、摂食障害、トラウマ関連障害などを治療している精神科医ですが、対人関係療法を行っていると、このレッスンのテーマ「つながり」を考える上で、とてもおもしろいことが見えてきます。

「対人関係療法」という名前は、「対人関係と心の健康の密接な関連」に注目する治療法であることに由来するのですが、単に「対人関係療法」という言葉から、「対人関係に問題がある人のための治療法」と勘違いする人がいます。そして、「私は別に対人関係の問題などありません」と言ったりします。

実は、ここに重要なポイントがあります。

心の病を抱える人たちは、その多くが、実際に「対人関係の問題」を抱えていません。むしろ、「対人関係の問題」を起こさないように、自分を抑え、周囲に気を使い、頑張ってきた人たちなのです。

つまり、「対人関係の問題」を起こさないように、自分側が相手に合わせる、ということばかりを繰り返していくと、心の病に至るほどのストレスを招く、ということです。

患者さんの中には、表面的には友達が多く、「人気者」と呼べる人も少なくありません。しかし、そこから何を受け取っているか、ということを見てみると、「誰も自分をわかってくれる人などいない」という空虚感であったり、「努力を続けないと人が離れてしまう」という絶望的な不安だったりするのです。

このあたりのことはレッスン2でお話ししたのですが、自分を「作って」相手に好かれる、というやり方では、自己肯定感が持てません。

「本当の自分」を否定し、抑え、「他人から見た自分」を整えなければ自分は人から受け入れられない、という考えは、とても自己否定的です。

そんな自己否定は、簡単に心の病につながっていきます。病気にならないとしても、「生きづらさ」につながるのは間違いないでしょうし、「とにかく幸せ」という気持ちからはほど遠いものでしょう。

これは、「形のつながり」ばかりを重視して、「心のつながり」を得られない、という状態です。つまり、そこにあるのは、自分を空虚にさせる「ニセのつながり」だけなのです。

そして、こうした態度は、「相手に対するリスペクト不足」と言うこともできます。

本当は、相手は寛大な人で、どんな人の事情も理解しようとしているかもしれないのに、「感じのよい自分」を演じることでしか相手に好かれないだろうと思うのは、相手の人格を低く見ている証拠だからです。

もちろん、周りにいる人のすべてがそんなに立派な「人格者」ではないでしょう。

ですから、本音を話したときには、相手からちょっとしたショックを示されたりすることもあると思います。しかし、人間は、努力する存在です。「それでも理解しよう」と頑張る人は多いのです。また、「慣れ」も追いついてきます。社会的にも、昔は受け入れられなかったことが今では当たり前になっていたりするものです。

ですから、最初のショックを見て「やっぱりこの人は理解してくれない」と傷つくのは、相手に成長の余地も与えない、リスペクトのない態度と言えるのだと思います。相手のプロセスを尊重してみましょう。

どれほど待っても理解しようとしてくれない人については、「理解できない事情があるのだろうな」と思えばよいだけでしょう。それはその人の問題です。

ポイント　「ニセのつながり」の原因はリスペクト不足

「本当の自分」を見せていく

さて、対人関係に問題を起こさないように自分を抑えてきた人たちは、治療の中で、「本当の自分を見せて人とつながる」という作業をすることになります。

もちろんこれはかなり勇気を要することで、だからこそ治療者が一緒に歩むことが必要です。長年多くの患者さんを治療してきてつくづく思うのは、「治療者というのは、一時的に自己肯定感の代わりを果たす役割なのだな」ということです。

自己肯定できない患者さんたちを、代わりに肯定し、その「ありのまま」を受け入れながら、一緒に前向きな変化を起こしていく、ということが治療の本質です。

症状のために何かができないことも「ありのまま」です。「自分は病気のせいにして怠けているのではないか」という患者さんに、「症状なのだから仕方がない」と理解してもらうのも、「ありのまま」を肯定する作業なのです。

治療の中では、そうやって安全を確認してもらいながら、それまでだったら打ち明けなかったような「本当の気持ち」を少しずつ伝えていくようにしてもらいます。

例「お母さん、働きたいけど、今はどうしても気持ちがダウンしてしまって、働けないの」と勇気を出して伝えたら、「ゆっくり休んでいていいんだよ」と母親に認めてもらえた。

本当の気持ちを他人に伝えることは、最初はものすごくハードルが高いもので、多くの場合、治療者が直接サポートする必要があります。

しかし、一度でも、「伝えてみたら受け入れられた」という体験をすると、そこからは、考えられなかったようなエネルギーが湧いてきます。

それは、理屈で説明できるようなものではない、なんとも言えないよい感じなのです。

「本当のつながり」というのは、そんなものです。
しかし、それは病気を治してしまうくらいに自己肯定感を高めてくれるのです。

ポイント　「ありのまま」を受け止められた体験が病を治す

「本当のつながり」で自己肯定感が育つ

もちろん、「本当のつながり」を作ることは、治療の中でだけ可能なわけではありません。

私はボランティア活動として、アティテューディナル・ヒーリング（AH）というものに関わっています。これは誰にでもできる自分の心への取り組み方で、医師としての仕事ではなく、私の趣味のようなものです。

AHの場には、様々な人が集まってきます。病気というわけではないけれど、なんとなく生きづらい、ストレスを感じる、あるいは特定のことで悩んでいたり傷ついたりしている、という人が多いです。

ワークショップを開くと、毎回違う参加者の方が見えるのですが、1日のプログラムを通して人が「本当のつながり」を手にする姿にいつも感動します。

はじめの頃は懐疑的だったり理屈っぽく話したりしている人も、とくにグループ体験（評価を手放して、グループ1人ひとりの話を聴く練習）をすると、つまり、それぞれの参加者の「ありのまま」を聴くと、なんとも言えない温かさが部屋を満たします。そしてそれを皆が受け取って帰るのです。

温かさはお互いに与え合うだけではありません。それ以上に、自分の中から温かさが湧き起こるのを感じることができます。

感想として言われるのは、「人間っていいな」「自分はこれでよいと思えた」などであり、この感覚こそが、まさに「ありのままの肯定」です。自分についても他人についても、「これではダメだ」と否定する姿勢が手放されるのです。

その前提となるのは、安全が保証された環境で、少し勇気を出して、ありのままの自分をさらけ出すこと。すると、はじめはさらけ出すつもりなどなかった人でも、他人の「ありのまま」に触れると、つい自分も、ということになるのです。

例　子ども時代にいじめられていたことを、思い切って打ち明けてみた。ただ黙って聴いてもらえただけで、心がぽかぽかしてきた。

あの温かさは、まさに体感するもので、言葉で表現することはできないのですが、治療の中で感じるものと同じです。

私は、これらが「本当のつながり」だと思います。

温かく、自分についても他人についても、「ありのまま」を肯定でき、もちろん自己肯定感を高めるもの。病気すら治す力があるもの。

「人間っていいな」という基本的な認識に立ち返ることができるもの。もちろん、その「人間」には自分自身も含まれるわけですから、自己肯定感が高まるのは当たり前だと言えます。

つまり、これが、人間という存在に対するリスペクトなのだと思います。そして、リスペクトを最も自然に感じられるのが、「安全」な環境なのです。

安全な環境とは、自分に評価を下されない場所。決めつけられない場所です。

「決めつけ」とリスペクトは両立しない、ということは何度も繰り返してきましたが、「決めつけ」のない場こそ、リスペクトを感じやすいのです。

そして、それは何も特別な場所を必要とするわけではありません。

自分が人と接するときに、「決めつけ」を手放しさえすれば、自分も他人もリスペクトすることができるのです。

ポイント　「安全な環境」は自分で作れる

「共鳴」ではなく「共存」する

例 失恋した友達の話を聴いていたら、振られ方がまったく自分と同じで思わず一緒に泣いてしまった。

人の話を聴いて、「自分のことのように思えた」「自分も同じ体験をしているので共感できた」と「つながり」を感じる人もいます。

このようなときは、実は要注意です。

自分にも同じような体験がある、ということは、「今の自分が下した評価」にすぎないからです。

実は、「自分と同じ」と思っているのは自分自身だけで、相手は全くそんなふうにとらえていないかもしれません。「同じ」と言われてとまどってしまう人もいるでしょう。

また、「自分と同じ」と考えることで、自分側の枠にはめてしまった結果、相手の「ありのまま」を見逃してしまうこともあります。

このように、ある「テーマ」「経験」をめぐって「自分と同じ」と感じるときには、相手をリスペクトできなくなる可能性があるので要注意です。

同じ病気を持っていても、それをどう体験するかは人それぞれです。同じような境遇で育っているように見えても、実際にそこで体験したことは、それぞれの事情を反映しているものです。

ある一部だけを見て「私と同じ」と思い込むと、結果として相手の「ありのまま」を尊重できないことにもなってしまいます。

このように、ある一部だけを見て「私と同じ」と思うことを、本書では「共鳴」と呼んでおきましょう。

これは基本的に「ニセのつながり」をもたらすものです。

一方、相手の話を聴き、その「ありのまま」を受け入れるとき、私たちは「本当のつながり」を感じます。「本当のつながり」を感じるときには、相手とのほんわかとした一体感はあるものの、「私と同じ」という感じ方は基本的にありません。「私」は出てこないのが普通です。

なぜかと言うと、自分自身が相手の現在に集中しているので、「私」は見えなくなっているからです。

例 会社をリストラされた友達が落ち込んでいた。ただ黙ってそばにいて、話を聴いていたら、「新しい仕事に出合うチャンスかも」とちょっと明るい表情を浮かべてくれた。

相手の「ありのまま」を受け入れ、「本当のつながり」を持つことを、本書では「共存」と呼びます。

「共存」すれば、どんな状態の相手とでも共にあることができます。

それは、「こんなにつらそうな人とは一緒にいられない」「かわいそうで見ていられない」という感じ方とは正反対です。

そのような感じ方をするとき、私たちは相手と「共存」できていません。「ありのまま」の相手（つらそうな相手）とは（自分がつらいから）一緒にいられない、という感じ方だからです。

そこには、「つらそうすぎる」「かわいそうすぎる」という「決めつけ」がありま す。「決めつけ」とリスペクトは両立しないのでしたね。当然「本当のつながり」を持つこともできなくなります。

「決めつけ」を手放し、「共存」することができれば、相手がどんな状態でも一緒

にいることができるのです。

また、人は、「共存」してもらえると、安心して自分のプロセスを歩むことができます。リストラされて打ちのめされていたところから、少し自由な気持ちになって、新しい機会に気づいたりすることも、そんなプロセスのひとつです。

「共存」するときには、状態がどれほど「つらそう」「かわいそう」であっても、そんな中で一生懸命頑張っている相手のエネルギーを感じたり、なんとも言えない優しさを感じたりします。

いろいろな限界はあっても前進しようとしているエネルギーを感じることは、私たちに「人間っていいな」という気持ちをもたらし、結果として自分の自己肯定感すら高める効果があるのです。

「ありのまま」の相手と「共存」しているときは、基本的に「ありのまま」の自分とも「共存」しているもの。

そこには否定的な要素は全くなく、ただ「ありのまま」の自分と共にいることができます。自分のことも相手のこともリスペクトできているのです。「自分を好きになろう!」とはずいぶん違う感じですよね。

ポイント　「自分と同じ」を探さなくていい

近すぎるのは「本当のつながり」ではない

例 彼と「本当のつながり」を持ちたいから、なるべく頻繁《ひんぱん》にＬＩＮＥするようにしている。

「本当のつながり」とは、心のつながりのこと。ですから、ＬＩＮＥを何回送ったとか、何回遊びにいったかとか、「形のつながり」にとらわれる必要はありません。

逆に、「形のつながり」にとらわれてしまうことで、「本当のつながり」を感じることができなくなってしまう、というのが現実だと思います。

そこには、「形のつながり」がなければ「つながり」とは言えない、という「決めつけ」があるからです。

例 夫はキレると、ひどい暴力をふるうが、普段は優しいので我慢している。

「本当のつながり」を感じるためには、「適切な距離」が必要です。

ひどい暴力をふるうパートナーと密着しながら「本当のつながり」を感じるのはほとんど不可能でしょう。まず、「ひどい暴力」を我慢してしまっていることが、状況として自己否定的です。自己肯定感の高い人であれば。「この状況から自分を守りたい」と思うものだからです。

そうは言っても、相手と別れる、という選択肢をとる場合、実際には「形のつながり」を失う、ということになります。

そのことがつらくて、自分を傷つける相手とでも一緒にいる、というケースは少なくありません。

もちろん、「形のつながり」を失うことは、喪失体験となりますから、寂しさは強く感じるでしょう。「自分にはもう二度とパートナーが現れないのではないか」と思ってしまうかもしれません。

しかし、これらは誰かと別れる場合に共通する感じ方であり、単に「喪失体験中」ということを示すだけです。

暴力をふるう相手と別れる、ということは、自分の安全を確保すること。人は、安全の中でしか「ありのまま」でいられません。

そして、自分が「ありのまま」でいられるときにしか、相手の「ありのまま」を受け入れることができない、ということも事実です。

一見矛盾するようですが、こんなケースでは、「形だけのつながり」を絶つことではじめて、相手の「ありのまま」を受け入れることができる場合が多いのです。「自分がダメだから、なぐられるのだ」「自分さえ我慢できれば、うまくいく」から、「ああ、相手は相当心を病んでいたんだな」という具合に、「相手の事情」として見ることができるようになるのです。

「形のつながり」を維持しようとしている間は、「自分が相手を怒らせた」と自分を責めてしまうことが多いのですが、「形のつながり」へのとらわれを手放すと、相手の現状は、しょせん「相手の事情を反映しただけのこと」として見ることができるようになるでしょう。

ポイント　距離を置くと、相手の事情が見えてくる

同調しない、ということ

暴力的なパートナーの場合、「別れる」という選択肢がありますが、肉親などそれが難しい関係や、こちらは距離を置いても不規則に踏み込まれる関係だと、なかなか「解放される」というわけにいかないと思います。

そんなときには、「相手が自分の領域に踏み込んでいる」という「思い込み」を手放すことが本当の「解放」につながります。

どういうことかと言うと、たとえば、いつも陰口を言ってきて、嫌な気分にさせられる友人がいたとしましょう。誰かの陰口を聴かされたときに、「えー、そんな人なの？」と自分も仲間に入って「同調」してしまうと、ますます嫌な気持ちになってしまいます。そんなときは、「同調」するのではなく、「いろいろ大変だねえ」「そうか、よく頑張ったね」などと「相手」の「大変な話」として聴くのです。

もちろん同調したいときもあるでしょうが、陰口など、同調したくないものです。

そんなときに、「同調を求められている」と思うと、「自分の領域」を侵害されるように感じます。

しかし、そもそも相手が本当に同調を求めているかどうかはそれこそ相手の「領域」内の話ですからわかりません。仮に同調を求められたとしても、「同調しなくちゃ」と思うのではなく、「今は同調を求めたくなる気持ちなんだね」と「相手の領域」の「ありのまま」を受け入れるだけで十分なのです。

一方、「陰口はやめようよ」などと言うと、相手の「ありのまま」を否定することになってしまい、これもまた「本当のつながり」を遠ざけてしまいます。

例「その考え方は間違ってるよ」「いつも自分から逃げているよね」などと、否定してくる友達と一緒にいるのがつらい。

こんなふうに「自分の領域」内のことなのに、決めつけられることもありますね。「その考え方は間違っているよ」などと言われたときには、「決めつけられた」と思い込むのではなく、「相手はそう思ったんだ」という範囲にとどめれば、「自分の領域」を侵されないですみます。実際に、相手がそう思ったのは、「相手の領域」内の話です。ですから、「そう思うんだね」「考えておくね」という程度の受け答えで十分なはずです。

「そっちこそ間違っている」と相手の「ありのまま」を否定すると、反撃を食らうことになると思います。「同調」という「形のつながり」にとらわれて、いつまでも「ニセのつながり」に振り回されることになるでしょう。

ポイント　あくまでも「相手の感想」ととらえる

「本当のつながり」を作る話し方

お互いの「ありのまま」を尊重する方法を見てきましたが、もちろん、本音を言って関係性を深める、というアプローチもあります。

レッスン3で「私は」を主語にして話すことの大切さをお伝えしましたが、本音を伝える場合、「間違っていると言われると（僕は）悲しい」など、「自分の領域」内で話すことがポイントです。

「そっち（あなた）こそ間違っている」と言い返すと、「相手の領域」内のことを決めつけているだけ、ということになってしまいます。これは当然、反発を生みます。一方、「悲しい」という自分の気持ちは、「自分の領域」内の話ですから、「領域」を尊重した姿勢、ということになるのです。

相手が現時点で聴く耳を持つかどうかはわかりませんが、少なくとも「そっちこそ間違っている」と言うよりも「間違っていると言われると悲しい」と言ったほうが、相手の反省が促されるのは確かでしょう。こうした、自分の本音を打ち明け相手がそれを受け入れてくれる、という体験が「本当のつながり」を生み出すのです。

もちろん、いつでも相手が受け入れてくれるわけではありません。

そんな場合には、「こういう言い方をしても受け入れられないなんて、よほど自己肯定感が低いのだな。事情があるんだな」と思ってあげれば十分だと思います。

レッスン1でお話ししたように「つねに正しくないと気がすまない人」はいるからです。決めつけてくる人は「自信がある人＝自己肯定感の高い人」に見えがちですが、実際には正反対です。「自分と同じ意見」という「形のつながり」にとらわれてしまっていて、本当は人それぞれなのに、そんな現実の「ありのまま」を受け入れることもできない、気の毒な人なのです。

ポイント　決めつけてくる人は気の毒な人

家族と「本当のつながり」を作る

臨床的に自己肯定感が低い人を見ていると、とても身近な人たち、つまり、家族と「本当のつながり」を作れていない場合が多いと感じます。そのことが、ますます自己肯定感を低下させているようです。日常的に関わる人との関係にリスペクトがないと、繰り返し否定されることになるからです。

逆の言い方をすれば、身近な人との間に「本当のつながり」を育てることが、自己肯定感を高める上でポイントとなります。

しかし、相手が家族になると、ますます「領域」意識を持つことが難しくなる、というケースも多いでしょう。

例「お母さん、この大学がいいと思う」「公務員なら安心ね」など、母が進路を決めようとしてきて、苦しい。

ですから、思春期になると、親にとっては「子どもの領域は、子どものもの」という意識を持つことが、ひとつの課題です。「まああの子ももう大人だから……」と思えることが「子離れ」と言えるのですが、それができていない親は案外多いもの。

また、子どもは一生懸命親の顔色を読みながら成長することが多く、それに慣れた親はいつまでも言葉で伝えるのではなく顔色を読ませようとすることがあります。親の顔色通りに振る舞わないと不機嫌になる、などというのもそのひとつ。

きょうだいの間でも、昔の関係性をそのまま引きずって、「領域」に入り込まれっぱなしということもあると思います。年長のきょうだいが、「あなたのことは私が一番よくわかっている」という姿勢でいることも多いでしょう。

それでも、お互いの「領域」を尊重しなければ「本当のつながり」は得られない、という原則は変わりません。

家族が自分の「領域」に踏み込んでいると感じる場合でも、自分は家族の「領域」に踏み込んでいないか、と考えると発見があるかもしれません。

たとえば、他の人に言われても傷つかないけれども、家族に言われると傷つく、という場合は、「家族なのだからわかってほしい」と、相手の「領域」に入り込んでいる結果であるとも言えます。

まずは、お互いの「領域」を守る伝え方をしましょう。「そういうふうに言わないで」「どうしてそういうことを言うの？」と「相手」について話すのではなく、「そういうふうに言われると悲しい」と「自分」の気持ちについて話すのです。「家族だから何を言ってもよい」のではなく、「家族だからこそ『領域』に気をつけたものの言い方が必要」だと言えます。

ポイント　「自分が相手の領域に踏み込んでいないか」も疑う

大切なのは、適切な距離感

例 いつも恋人と一緒に行動しないと不安になる。ついつい相手の行動を束縛してしまう。

自己肯定感が低いと「形のつながり」に支配されやすくなります。「形のつながり」が、自分を支えてくれるように思うからです。たとえ「形だけのつながり」であっても、それがないところを人に見られるのが恥ずかしいというのは、自己肯定感が低いときによくある感じ方ですね。

いつも一緒にいたいと思っても、相手には相手の好みもありますし、都合もあります。

リスペクトできる人間関係であれば、その相手の好みや都合を尊重し、自分も行動を共にしたいと思えばそうすればよいし、自分の好みや都合に合わないと思えば、別々に行動すればよいのです。それを無視して、「一緒の行動」ばかりを求めてしまうと、どちらかに歪みが生じます。

それぞれの都合も違うでしょうし、1人でいたいときもあるからです。

そもそも、なぜ「一緒に行動しないと、不安になる」のでしょうか。

それは、一緒に行動しないと、自分がないがしろにされているような気持ちがするからだと思います。「私は疎まれているのではないか」「本当は仲よくないのではないか」などと心配になったりするのです。また、周りからの目が気になる、という場合もあります。「1人でいるなんて、大切にされていないんじゃない?」と思われるのが怖いのです。

ここでは、「一緒に行動する」という「形のつながり」に、「親しい」「人間として大切にされている」などの意味を乗せている、と言えます。

興味が合うときの一緒の行動は、それなりに楽しみをもたらすものです。しかし、そうでないときは、お互いにやりたいことが違うわけですから、相手に束縛しかもたらしませんね。質のよい時間が持てないと思います。

また、人によっては、性格上、「一緒の行動」がとても苦手な人もいます。それは決して異常なことではありません。別に相手をないがしろにしているわけでもなく、ただ1人の時間が必要なのです。

しかし、そんな場合も、「一緒の行動」に、「親しい」「人間として大切にされている」などの意味を乗せてしまうと、「一緒の行動」が苦手な自分はダメだと感じ、無理をするようになったり、自己否定的になったりするでしょう。

こんなふうに、「形のつながり」へのとらわれは、他者を束縛することになったり、自分を否定することになったり、と様々な苦しみを生んでいくのです。

つまり、相手のことも自分のこともリスペクトできていない、ということになってしまいます。

「自分の領域」と「相手の領域」をきちんと区別することがリスペクトには必要、ということをレッスン3でお話ししましたが、「その時間に何をしたいか」は、本人が決めるもので、本人の「領域」内の話です。

ですから、「あの人が過ごしたいように時間を過ごさせてあげよう。そして、自分も、自分が過ごしたいように時間を過ごそう」と思えれば、かなり成熟した、自由な人間関係ができるはずです。もちろん、それは「本当のつながり」をもたらします。

ポイント　お互い過ごしたいように過ごす

「もっと近づきたい」と思ったら？

「いつも一緒」の問題は、前項でお話ししたことにとどまりません。言動の自由がなくなっていく、という側面もあります。
「つながり」は自分で感じるもので、「一緒にいる」「相手に合わせる」など、「あるべき言動」を通してアピールするものではないのですが、「形のつながり」にとらわれると、そんなことにもなってくるのです。

例 新しくできた友達がなんだかよそよそしい。こっちが打ち明け話をしても、何も打ち明けてくれない。もっと仲よくなりたいのに、距離をとられている気がする。

人は一般に「距離」を、「どの程度個人的なことを打ち明けてくれるか」ではかることが多いでしょう。「距離を感じる」というのは、相手が心を開いてくれない、というようなときの感じ方だと思います。

人とどの程度の距離感を持って関わりたいかは、人それぞれ違いますし、同じ人でも時期や状況によって異なってきます。

ある人から見たときに「距離がある」と感じる関係性でも、相手にとっては「ちょうどよい」と感じられることもあるのです。とくにそれまで他人から傷つけられてきた体験がある人は、心を開くのがゆっくりである場合も多いでしょう。そんな人に、「個人的なことを打ち明けて」と迫ることは、暴力的にすらなります。そこまでいかなくても、「詮索される」ことを不快に感じる人は少なくないはずです。

ですから、「もっと近づきたいのに、拒絶される」というときは、「距離」についての感覚が単に異なっているというだけで、自分自身が拒絶されていると感じる必要はないはずです。

こんな状況で、相手に対して「もっと個人的なことを打ち明けてほしい」と要求するのは、リスペクトを欠くことだとわかるでしょう。

今の相手には、この程度の自己開示がふさわしいのだな、と思えば、不満も生じないはずです。そして、そんな姿勢を保てば、相手はだんだんと心を開いてくると思います。

そのプロセスを尊重することこそ、リスペクトなのではないでしょうか。

こうして見てくると、私たちは、本来必要のないところで自己肯定感を低下させている、と言うこともできます。「形のつながり」（一緒に行動する、個人的なことを打ち明け合う）に「親しい」「人間として大切にされている」という意味を乗せてしまうので、「自分はダメだ」という自己否定が強まってしまうのです。「形のつながり」はあってもなくてもよく、それよりも、お互いの領域を尊重することが直接自己肯定感を育てる、ということですね。

ポイント　「心を開け」と求めるのは暴力

相手のプロセスを尊重する、とは？

例 母親を亡くして、ずっと落ち込んでいたら、「元気出してよ、クヨクヨしたってお母さんは帰ってこないんだから」と励まされ、いっそう落ち込んでしまった。

自分が大切な人を亡くしたときに、他人がよかれと思って言ったひと言に傷ついた経験がある人は少なくないと思います。あるいは、なんであれ、自分が落ち込んでいるときに、励ましのひと言が残酷に聴こえる場合もあります。

私たちは、他人に悲しいことが起こったとき、「どういうふうに言ってあげたらよいのだろう」と考えることが多いと思います。

しかし、「どういうふうに言ってあげたらよいのだろう」と考え始めてしまうと、「ありのまま」の相手から離れて、「自分はどうしたらよいのか」を考えることになってしまうでしょう。しかし、「どういうふうに言ってあげたらよいのだろう」という思考の基本には、「悲しみからは抜け出したほうがよい」という「決めつけ」があるのではないでしょうか。

何かを失ったとき、悲しんでいることには意味があります。その悲しみに浸ることが、心の態勢を立て直していくのです。

悲しみ、落ち込んでいるからこそ、現在進行中の社会生活から少し距離を置いて、自分を癒やすことに集中できるのです。ですから、「悲しみからはいつか抜け出す」けれども、「悲しみからは抜け出したほうがよい」という「決めつけ」が正しいとは言えません。

多くの励ましや、前向きな声かけが、「悲しみからは抜け出すのがよい」という「決めつけ」に基づいていると思います。それが、まだ悲しむ時間が必要な人にとっては、自己否定されたように聴こえるのです。
では、悲しんでいる人に対しては、どうしたらよいのでしょうか。

相手が何かを話してくれるのであれば、思い込みや決めつけを手放して、ただその話を聴いてあげるとよいでしょう。

「かわいそうに」「楽にしてあげたい」という気持ちが浮かんでも、それは「悲しみからは抜け出したほうがよい」という「決めつけ」によるもの。手放すようにしましょう。

もちろん、「弱い姿を見せたくない」「同情されるのは嫌」という人もいますから、そういう人の「ありのまま」も受け入れてあげる必要があります。「本当は悲しいはずなのに」などと、おせっかいなことを言うと、傷つけてしまうかもしれませんし、少なくとも、「本当のつながり」は得られなくなってしまいます。

基本は、「相手の内心は相手にしかわからない」ということでしょう。そして、こちらに見えるのは、相手の言動だけです。

大変な時期を過ごしている相手を、ただ「見守る」。

何かを話してくれるのなら、「決めつけ」を手放してよく聴く。

また、相手が明るく過ごすことを求めてくるのなら、一緒に明るく過ごす。

そんなふうに、相手が過ごしたい形で一緒に過ごしてあげることができれば、何よりでしょう。それが、相手のプロセスをリスペクトするということだと思います。

ポイント　大切なのは、ただ「見守る」こと

よかれと思って相手を変えたくなるとき

例 仲のよい同僚が、社長賞を取ってから有頂天になっている。いずれ痛い目に遭うのは本人なので、もっと謙虚にさせたい。

前項の「悲しみからは抜け出したほうがよい」もそうなのですが、自分が「よかれ」と思う「形」に相手を変えようとする、というのはよくあることです。そして、そうすることこそが「つながり」なのだ、と思い込んでいる人も少なくないでしょう。

よく、他人に苦言を呈する人が、「こういう厳しいことは、親しい人間しか言ってあげられないから」などと言うのを耳にします。

相手を否定するような発言が、「親しさ」「つながり」の証明のように思われているのでしょう。

しかし、親しいからと言って、本当に否定的な言い方をすることが必要なのでしょうか。「こうなってほしい」ということがあれば、それは「自分の領域」の中で話すべきこと。「私はあなたが人の嫉妬心を刺激してしまうのが心配。社長賞を取るほどの人材がやっかみでつぶされるのは残念だから。こんなときだからこそ謙虚に振る舞うほど『さすが』ということになるんじゃないかな、と思うんだけど」という言い方であれば、「自分の領域」の中で話せます。

一方、「あなたはもっと謙虚になるべきだ」というのは、完全に「相手の領域」に立ち入った物言いです。

レッスン3で、「相手を変えようとしない」ということをリスペクトの原則として紹介しました。また、「決めつけ」とリスペクトが両立しない、ということは何度もお話ししてきました。「こういう厳しいことは、親しい人間しか言ってあげられないから」という苦言は、「厳しいことを言う＝親しさの証拠」という「決めつけ」に基づくもので、まさにリスペクトを欠いた「ニセのつながり」だと思います。

親しい人との間に「ニセのつながり」ができてしまうと、それこそ苦しいことになります。親しい相手からは逃れることができないので、クセになった「ニセのつながり」からも逃げることができないからです。

また、つねに否定的な人が近くにいると、自己肯定感は見事に下がってしまいます。

「こういう厳しいことは、親しい人間しか言ってあげられないから」というのは、批判的・支配的で、虐待的ですらあります。そんな意地悪なことをせずに、相手をリスペクトしつつ、「心配だから、変えたほうがよいと私は思う」と、あくまでも「自分の領域」で話をするとよいでしょう。

ポイント　「よかれと思って」は単なる決めつけ

相手が許してくれないとき

例 謝ったのになかなか許してくれない友達。謝ったのだから、機嫌を直してくれればいいのに。

自分が相手に対して失礼なことをしてしまった、という場合、もちろん「謝る」ということになるのですが、このときに「謝ることによって、相手に機嫌を直してもらう」という「形」にとらわれてしまうと、人を苦しめる「ニセのつながり」に陥ってしまいます。

どういうことかと言うと、人の機嫌がどうなるか、というのは、基本的にその人

の「領域」の中にあるものだからです。

性格上、機嫌がすぐによくなる人もいれば、時間がかかるという人もいます。また、他にもストレスを抱えていたり疲れていたりして、今日は上機嫌でいることは難しいという人もいるでしょう。

こちらがどれだけ誠実に謝ったかということと、相手の機嫌が直るかということは、関連はあるけれども必ずしも相関しない話です。

もちろん、「つながり」のために必要なのは誠実に謝る姿勢です。

しかし、機嫌が直るかどうかは相手の事情を反映したもので、自分がコントロールすることはできないもの。その認識をきちんと持っておかないと、「謝って機嫌を直してもらえたらＯＫ」という「形のつながり」にとらわれてしまい、相手に余計な負担をかけたり、機嫌が直らない相手に不安を募らせたり、ということになってしまいます。

「誠実に謝れば機嫌を直すべき」というのも、一種の束縛であり、「決めつけ」で

あると言えます。

相手には「反応の自由」があります。頭では謝罪を受け入れているけれども、気持ちがなかなかついていかない、ということもよくあるでしょう。

他人から失礼なことをされる、というのは、それなりに人に衝撃を与えるものだからです。衝撃から回復して、相手への信頼を取り戻すのには、人それぞれの時間がかかるのです。

自分にできる限り誠実に謝ったら、あとは相手のペースに任せましょう。それが、相手のプロセスをリスペクトする、ということです。

ポイント　自分ができることをしたら、後は気にしない

自己肯定感が高まる「ノー」の伝え方

例 誰かとつながるためには、ある程度、相手に合わせることも必要だと思う。だから、私はとりあえず、できる限り誘いは断らない。

「つながるためには、ノーを言うべきではない」「相手の機嫌を損ねてはならない」という思い込みがあると、何も断れなくなってしまったり、断るときにも罪悪感を覚えたり、「相手はどう思っているか」が気になったりして、苦しくなります。

何かを依頼されたり誘われたり、というとき、自分側の事情によっては断らなければならないことがあります。それは、本当に用事があるとか忙しいという場合もあるでしょうし、「気が乗らない」ということもあるでしょう。

そういうときに、「つながるためには、ノーを言うべきではない」と思い込んでしまうと、現実とのずれが大きくなり、苦しいことになってしまいます。

自分の都合というのは、基本的に「自分の領域」の話です。その都合を話したときにどう思うか、というのは「相手の領域」の話です。

ですから、自分が責任を持つのは、「自分の事情を話す」というところだけ、です。

ただ、「できれば引き受けたいけれども、こういう事情でできない」ということを説明するだけでは、すっきりしないでしょう。「相手に悪いな」という気持ちがあるからです。誰にとっても、頼んだり誘ったりしたときに断られるのは、気持ちのよい体験ではありません。そういうことを知っているので、「悪いな」と思うのです。

そうであれば、自分の都合を話した上で、「せっかく誘ってくれたのにごめんね」「また誘ってね」など、相手への気遣いも言葉にすればよいでしょう。

それは同時に、「今回は自分の事情で無理だけれど、あなたのことを拒絶しているわけではない」と伝えることにもなります。

ここまで表現すれば、どう受け取るかは相手次第。

さっぱりと「じゃあまた今度ね」と言ってくれる人もいるでしょうし、理屈の上ではわかったけれども、感情的には受け入れるのに時間がかかる人（とりあえず機嫌が悪くなる人）もいるでしょう。なんであれ断られると関係を絶つ、という人もいるかもしれません。そういう人は、もちろん自己肯定感に大きな問題を抱えているわけですが、「本当のつながり」のためには、そんな相手の「ありのまま」も受け入れてあげること。残念だけれども、相手がいずれ変わることを望みながら見守る、ということになるでしょう。

ポイント　「ノー」の受け取り方は人それぞれ違う

リスペクトし合えていれば、わかり合えなくていい

例 自分の気持ちなんて、誰にもわかってもらえない気がする。「本当のつながり」なんて、一生持てないんじゃないかなと思う。

「本当のつながり」とは心のつながり、と言われると、「自分の気持ちをわかってもらえるかどうか」に目が向くのも当然と言えます。

しかし、「本当のつながり」のために、「気持ちをわかってもらう」ことが必要かと言うと、決してそうではありません。そもそも、他人の気持ちを本当の意味で理解するというのは不可能でしょう。

確かに、感覚が似ていて、「その気持ち、よくわかる」ということが多い相手と

は、親しくなりやすいと思います。しかし、「わかり合う」という「形のつながり」ばかりにとらわれてしまうと、少しの違いにショックを受けたり、本当は相手の考えに反対でも同調してしまったり、という「ニセのつながり」に陥ってしまいかねません。全く同じ人など、いないからです。

一方、「あなたの言うこと、やっていることは、はっきり言ってピンと来ない。でも、あなたのことを人間として信頼している」という距離感でいることも可能です。

価値観は理解できないけれども、その誠実な人柄から、「まあ、あの人のことだから理由があってやっているのでしょう」という程度に、相手の言動を受け入れる、ということもできるのです。これは「本当のつながり」と言えるものでしょう。

相手の言動や感じ方を否定することなく、「あなたの事情として尊重できる」とリスペクトできているからです。人間とは、それぞれが与えられた条件の中で頑張っている存在ですが、「条件」に関連した部分は1人ひとりが異なっており、他人の気持ちを100パーセント理解するのは不可能でしょう。しかし、「頑張っている存在」に目を向ければ、相手の「条件」がどうであれ、リスペクトできるのです。

「本当のつながり」とは、お互いにリスペクトし合える関係、と考えれば、相手の「条件」がよくわからなくても、相手を支えることができます。

相手の「ありのまま」を受け入れ、「でもよく頑張っているよね」などと言ってあげることは、相手を生き返らせる効果があります。成果ばかりを気にしている相手に対して、「頑張っている」ことをリスペクトしてあげると、大きな「安全」と「温かさ」をもたらすのです。そして、それは直接自己肯定感を支えることになるでしょう。「そうだな、自分は頑張っているんだ」「まあ、なんとかなるかな」というような安定感が得られると思います。

ポイント　理解できなくても、いい

沈黙を楽しもう

例 私は口ベタなので、なかなか人と楽しく会話を続けることができない。「本当のつながり」なんて、夢のまた夢。

人とつながるためには、会話上手でなければならない、と思い込んでいる人も少なくないと思います。しかし、「会話上手でなければ」と決めつけてしまうと、「形のつながり＝ニセのつながり」になってしまいます。とても「本当のつながり」どころではありません。

「楽しい会話」などしなくても、人とつながることはできます。

たとえば、沈黙を楽しむのも、そのひとつです。

「え？」と思ったかもしれません。沈黙が苦手、という人は多いからです。沈黙に陥ってしまうと、まるで「自分はつまらない人間だ」と評価されているような気がして、ペラペラと沈黙を埋めてしまい、「またつまらない話をしてしまった」と自己嫌悪に陥る人もいるでしょう。

しかし、相手をリスペクトするとどうなるでしょうか。

相手は沈黙が好きな人かも知れません。今、身の回りの環境を静かに楽しんでいるのかもしれません（小鳥のさえずりなどが聴こえているかもしれませんね）。自分のペースでゆっくりと話をしたい人なのかもしれません。

そんな相手の事情を知らないで、「つまらない人間だと思われたくない」という自分側の都合だけでペラペラと沈黙を埋めるのは、自分も相手もリスペクトしていない証拠ですね。人と一緒にいるときに、沈黙を楽しめる、というのは、人間関係としてとても質の高いものだと思います。会話の内容ではなく、相手の存在が嬉しいのですから。それこそリスペクトの基本ですね。

ですから、人といるときに沈黙が訪れたら、慌てて会話をするのではなく、「沈黙を共有できるほど、私たちはリスペクトし合えているのだな」という感覚を持ってみましょう。沈黙の中に「安全」「温かさ」を感じられることは、人生で体験できるすばらしいことのひとつだと思います。

沈黙の苦しいところは、「何か話さなければ」という強迫観念であり、それは、「沈黙することは気まずい」という「決めつけ」に基づくものです。でもそれを手放してしまえば、残るのは、穏やかな環境での、穏やかな相手との関係。

沈黙をリスペクトできたら、ほほえみかける、少し話してみる、相手の話を聴く、目に入った自然について言及してみる、など豊かな時間の過ごし方があるはずです。

もちろん、相手に限らず、澄んだ空気、芽吹いている木々など、様々な環境をリスペクトすることができます。

ポイント　「話さなければ」を手放す

迷ったら、「べき」と思わないほうを選ぶ

本書を通してお話ししてきたことは、基本的に、現実に対して何かを決めつけることなく、ありのままを受け入れよう、という話です。

嫌な態度をとる人のことを「事情がある」と見るのは、温情でもなんでもなく、単に現実を受け入れているだけです。実際に、あらゆる言動が「事情」の上に成り立っているのです。

お話ししてきたことをシンプルにまとめればそういうことなのですが、なぜ結果として自己肯定感が高まるのでしょうか？

「決めつけ」を手放すと、自己肯定とリスペクトの好循環に入っていくのはなぜなのでしょうか？

それは、私たちは自然にしていれば、自己を肯定できるからなのだと思います。

本来高い自己肯定感を持っているのに、いろいろな形で（多くの場合が周りから、そして自分からの「決めつけ」によって）それを否定されてきたので、自己肯定感が低くなってしまうのです。


自己肯定感の低い人の話を聴けば、そこには必ず否定的な「決めつけ」を見つけることができます。


そして、「決めつけ」の影響をあまり受けていない人、つまり、のびのびと自分の気持ちのおもむくままに、試行錯誤しながら生きてきた人の自己肯定感は高いものです。

成長の過程で、自ら「決めつけ」の世界から脱することによって自己肯定感を回復した人もいます。心の病になって治療を受けることも、「決めつけ」に気づき、そこから脱する、よい機会になります。

人間について、よく、「丸くなる」という言葉が使われますが、歳や経験を重ねることによって、「人はそれぞれなんだなあ」ということを実感していくと、決めつけなくなっていくでしょう。

決めつけない人は「寛大で、人間ができている」というふうに見えるのですが、それは特別なことではなく、人間が本来持っていたものなのです。

ですから、本書の内容を、決めつけ、すなわち「べき」で読むことだけはしないでいただきたいと思います。

自分を傷つけ縛りつけてきた「決めつけ」を、ひとつひとつ外していくことによって、本来の自分の姿が現れてくるのだ、とイメージしてください。「リスペクトしなければならない」のではなく、「力を抜けば、リスペクトできる」のです。苦行の話ではなく、解放の話なのです。

本書で「他人をリスペクトする」ことを優先して書いてきたのは、前にも触れましたが、そのほうがやりやすいからです。

自分についての「決めつけ」は、真実のように思い込んでいる場合もあるので、なかなか手放しにくいと思います。

それよりは、他人を見て、「事情があるんだろうな」と考えるほうがずっと簡単です。

「事情があるんだろうな」と見る相手は、まずは、「ちょっとした違和感を覚える人」くらいから始めてみるとよいでしょう。

自分をひどく傷つけた人に対して、「事情があるんだろうな」と考えようとすると、おそらく「考えるべき」になってしまうと思うからです。

それは、こちら側の「事情」だと言えます。

人間は、ひどい衝撃を受けると、しばらく危機管理モードに入りますので、少しでも相手に対して好意的なことは考えられなくなるのです。

そんなときに無理して「相手にも事情が……」と考えようとすると、苦しい修行みたいになってしまうでしょう。だから「べき」になるのです。そして、うまくできない自分を否定し、結果として自己肯定感を下げることになりかねません。


自分がどうしたらよいのか、迷うときは、「決めつけ」「べき」のないほうを選ん

でください。

そうすれば、本来、人が自然に持っているはずの自己肯定感が回復してくるはずです。

ポイント　もともと自己肯定感は備わっている

おわりに

自己肯定感を高める究極の方法

本書では「リスペクト」という感覚についてお話ししてきましたが、これは、あらゆる人やものに対して持つことができます。

通りすがりの人、いつも見慣れた環境、いつも応対してくれる店員、自宅まで荷物を配送してくれる宅配便の人、たった今食べているもの、あるいは「今この瞬間」……これらを改めてリスペクトしてみると、人生の質がぐっと上がるのが感じられると思います。

なぜかと言うと、かけがえのないものに囲まれて、一生懸命生きている自分や他人の姿を感じられるからです。

「リスペクトする」は動詞ですが、実際の感覚は「する（DO）」ではなく「あり方（BE）」に近いのかもしれません。

つねに、自分と縁のあるものを「リスペクトする」という姿勢でいること。

これは、丁寧に生きる、ということです。

もちろん、「丁寧に生きなければ」と自分に「べき」のプレッシャーを課すことではありません。そもそも、「べき」と思うほうは選ばないのでしたね。


人間としての自分の「事情」を考慮しながら、できるところから、自分についても、他人についても、ものについても、その「ありのまま」をリスペクトする——そんな自分であること（ＢＥ）が、自己肯定感を高めるための近道なのです。


ある人に対してつい感情的になってしまってうまくリスペクトできなかったな、と感じたら、そんな「自分の事情」を受け入れて、それでも丁寧に生きていこうとしている自分をリスペクトすればよいのです。

自己肯定感を高めるために、本書を手にとってくださったことも、読んでくださったことも、リスペクトに値します。人間は、やはり「よりよく生きる」ことを目指して前進する存在なのです。

最終的に人は、あらゆるものをリスペクトすることができます。

それは、今この地球に生きていること全体を恵みとして受け取るということ。

そうすれば、自分がここに生きていることがすばらしい奇跡のように感じられるでしょう。

そんな心境に達することができたとき、私たちの自己肯定感は限りなく高まっていると言えます。

本書がそのためのささやかなガイドとなれば幸いです。

最後になりましたが、今回もパワフルな編集で素敵な本を作ってくださった大和出版の御友貴子さんにお礼申し上げます。私も御友さんも、しょっちゅう失敗している存在ですが、お互いをリスペクトしていると思える関係は素敵です。

自己肯定感《じここうていかん》、持《も》っていますか？
あなたの世界をガラリと変える、たったひとつの方法

2015年6月30日　初版発行
2016年1月27日　6刷発行

著　者……水島広子《みずしまひろこ》
発行者……大和謙二
発行所……株式会社大和出版
東京都文京区音羽1-26-11　〒112-0013
電話　営業部03-5978-8121／編集部03-5978-8131
http://www.daiwashuppan.com
印刷所……信毎書籍印刷株式会社
製本所……ナショナル製本協同組合
装幀者……重原隆

ISBN978-4-8047-6253-1